"六一健康快车"项目专家委员会

北京胡亚美儿童医学研究院　　　　组　编

儿童心理障碍防治丛书

总主编　郑　毅

儿童心理障碍

看看专家怎么说

主　编◎郑　毅

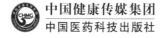

中国健康传媒集团

中国医药科技出版社

内 容 提 要

本书详细介绍了不同年龄阶段的儿童心理发展规律和特点，儿童心理健康的影响因素，如何为孩子心理健康发展提供良好的环境。结合实际案例介绍了儿童青少年心理问题及障碍的早期表现，当孩子出现心理问题时家长和老师等该如何正确处理。本书可为儿童健康工作者、儿童心理保健人员、儿童父母及教师提供科学、实用的指导。

图书在版编目（CIP）数据

儿童心理障碍 看看专家怎么说 / 郑毅主编 . —北京：中国医药科技出版社，2019.6

（儿童心理障碍防治丛书）

ISBN 978-7-5214-1124-9

Ⅰ . ①儿… Ⅱ . ①郑… Ⅲ . ①小儿疾病—精神障碍—防治 Ⅳ . ① R749.94

中国版本图书馆 CIP 数据核字（2019）第 072890 号

美术编辑 陈君杞
版式设计 南博文化

出版 **中国健康传媒集团** | 中国医药科技出版社
地址 北京市海淀区文慧园北路甲 22 号
邮编 100082
电话 发行：010-62227427 邮购：010-62236938
网址 www.cmstp.com
规格 710 × 1000mm $^1/_{16}$
印张 13 $^1/_4$
字数 174 千字
版次 2019 年 6 月第 1 版
印次 2019 年 6 月第 1 次印刷
印刷 三河市万龙印装有限公司
经销 全国各地新华书店
书号 ISBN 978-7-5214-1124-9
定价 55.00 元

获取新书信息、投稿、为图书纠错，请扫码联系我们。

关注儿童心理健康
促进儿童全面发展

顾秀莲 二〇一九年
三月二十日

第十届全国人大常委会副委员长、中国关心下一代
工作委员会主任顾秀莲题词

丛书编委会

总 主 编　郑　毅（北京安定医院）

执行总主编　王廷礼（北京胡亚美儿童医学研究院）

编　　　委　（以姓氏笔画为序）

古桂雄（苏州大学附属儿童医院）

刘　靖（北京大学第六医院）

刘振寰（广州中医药大学附属南海妇产儿童医院）

杜亚松（上海交通大学医学院附属精神卫生中心）

陈飞龙（上海六一儿童医院）

罗学荣（中南大学湘雅二医院）

柯晓燕（南京医科大学附属脑科医院）

高文斌（中国科学院心理研究所）

崔永华（北京儿童医院）

韩新民（江苏省中医院）

学 术 秘 书　周玉明（北京安定医院）

策　　　划　郎亚龙（中国关心下一代工作委员会事业发展中心）

梅　建（中国心理学会心理学标准与服务研究委员会）

统　　　筹　李雷刚（中国关工委事业发展中心"六一健康快车"项目办公室）

陈飞扬（中国关工委事业发展中心"六一健康快车"项目办公室）

工 作 人 员　张　晨　侯晓菊　韩秀兰

本书编委会

主 编 郑 毅

副主编 何 凡   刘寰忠

编 委 （以姓氏笔画为序）

王 娟   刘志伟   张雨龙   陈 旭

陈思简   周玉明   钟 怡   夏 磊

黄环环   戚艳杰

序

儿童是家庭的希望、祖国的未来，儿童强则国强！

儿童健康，特别是儿童心理健康事关实现中华强国之梦。国家发展，人民幸福，端赖亿万百姓身心健康，尤其是儿童的身心健康。

党的十八大以来，党中央、国务院高度重视儿童的心理健康问题，把儿童心理健康作为一项国家战略，做出了全面和系统部署。习近平总书记2016年3月在中央全面深化改革领导小组第二十二次会议上，讨论《关于加强儿童医疗卫生服务改革与发展的意见》时强调"儿童健康事关家庭幸福与民族未来"。在党的十九大报告中，习总书记语重心长地讲到"加强社会心理服务体系建设，培育自尊自信、理性平和、积极向上的社会心态"。

为全面落实党和国家关于儿童心理健康战略，在中国关心下一代工作委员会事业发展中心"六一健康快车"项目专家委员会的组织下，由北京安定医院郑毅教授力邀全国从事儿童心理障碍咨询、评估、诊疗、康复一线的100多位专家，编撰了《儿童心理障碍防治丛书》。这套丛书是在各位专家多年临床经验的基础上，将儿童心理发展规律、家庭对儿童心理发展的影响、儿童心理障碍的表现、诊断与治疗等一一道来。该套丛书言简意赅，内容通俗易懂，融知识性与科学性为一体，既适用于基层医务人员，又适用于患儿家长，是普及儿童心理健康知识的一套难得的优秀科普类读物。

国家卫生计生委原副主任
中国医药卫生文化协会会长　　陈啸宏

2019年5月于北京

前　言

心理健康是衡量儿童健康的重要指标，是世界卫生组织提倡的"全面健康理念"的核心。特别是儿童心理健康，是"实施健康中国战略"的基础，是全生命周期健康管理的根基。

据2015年《中国儿童青少年心理健康问题的现状》中强调："在刚刚迈进新世纪之时，回顾上一世纪医学的发展，我们欣喜地看到医学在战胜躯体疾病方面所取得的成就，但我们也痛心地看到精神/心理障碍给人们带来的痛苦、给社会发展和进步造成的阻碍并未得到有效地扼制，精神障碍和自杀已占到中国疾病总体负担的第一位。心理健康受人们重视的程度是与社会的发达程度相关联的。一般来说，社会的发展程度越高，人们所承受的压力越大，心理健康问题越突出。经过二十余年的改革开放，中国在经济建设方面取得了令世人瞩目的成就，人民生活水平已有很大改观。但相应地，人们所承受的心理压力愈来愈大，心理问题越来越多。"

"中国大陆18岁以下未成年人约有3.67亿人，据保守估计，患有各类学习、情绪、行为障碍者约有3000万人。其中，中、小学生心理障碍患病率为21.6%~32.0%，突出表现为人际关系、情绪稳定性和学习适应方面的问题。仅常见的儿童注意缺陷多动障碍的患病率即为5.07%±1.70%，其中北京为5.7%、湖南为6.0%，据估计有30%会发展为成人注意缺陷多动障碍；阅读障碍的患病率在北京为2.9%、湖南为3.3%。大学生中，16.0%~25.4%有心理障碍，以焦虑不安、恐怖、神经衰弱、强迫症状和抑郁情绪为主。根据北京大学精神卫生研究所对北京16所大学学生10年中辍学原因的分析，1982年以前主要为传染性疾病，而1982年以后则以精神障碍为主。并且，心理问题有上升的趋势。如北京大学精神卫生研究所的研究表明：1984年北京地区儿童行为问题患病率为8.3%，1993年为10.9%，1998年全国十二城市的儿童行为问题患病率为13.4%，2002年北京中关村地区部分重点小学儿童行为问题患病率为18.2%，并且主要以焦虑、抑郁等神经症行为的增多为主。"

党中央、国务院十分重视儿童心理健康。2012年，党的十八大提出"健康是促进人的全面发展的必然要求"。

习近平总书记在2016年全国卫生与健康大会上指出："没有全民健康，就没有全面小康。要把人民健康放在优先发展的战略地位……要重视少年儿童健康，全面加强幼儿园、中小学的卫生与健康工作，加强健康知识宣传力度，提高学生主动防病意识……要加大心理健康问题基础性研究，做好心理健康知识和心理疾病科普工作，规范发展心理治疗、心理咨询等心理健康服务。"党的十九大报告中指出："100%精神专科医院设立心理门诊，40%二级以上综合医院开设心理门诊。培育发展一批社会心理服务专业机构，为大众提供专业化、规范化的心理健康服务。"

2016年8月，中共中央、国务院在印发的《"健康中国2030"规划纲要》中指出："加强心理健康服务体系建设和规范化管理。加大全民心理健康科普宣传力度，提升心理健康素养。加强对抑郁症、焦虑症等常见精神障碍和心理行为问题的干预，加大对重点人群心理问题早期发现和及时干预力度。加强严重精神障碍患者报告登记和救治救助管理。全面推进精神障碍社区康复服务。提高突发事件心理危机的干预能力和水平。到2030年，常见精神障碍防治和心理行为问题识别干预水平显著提高。"

2016年12月，国家卫生计生委、中宣部等22个部门联合发布了《关于加强心理健康服务的指导意见》，强调："全面加强儿童青少年心理健康教育。学前教育机构应当关注和满足儿童心理发展需要，保持儿童积极的情绪状态，让儿童感受到尊重和接纳。特殊教育机构要针对学生身心特点开展心理健康教育，注重培养学生自尊、自信、自强、自立的心理品质。中小学校要重视学生的心理健康教育，培养积极乐观、健康向上的心理品质，促进学生身心可持续发展。高等院校要积极开设心理健康教育课程，开展心理健康教育活动；重视提升大学生的心理调适能力，保持良好的适应能力，重视自杀预防，开展心理危机干预。共青团等组织要与学校、家庭、社会携手，开展'培育积极的心理品质，培养良好的行为习惯'的心理健康促进活动，提高学生自我情绪调适能力，尤其要关心留守儿童、流动儿童心理健康，为遭受学生欺凌和校园暴力、家庭暴力、性侵犯等儿童青少年提供及时的心理创伤干预。"

2018年12月，为贯彻落实党的十九大精神，国家卫生健康委员会等10部委，联合发布了《关于印发全国社会心理服务体系建设试点工作方案的通知》，提出了"为大众提供专业化、规范化的心理健康服务"的要求。

党中央、国务院从健康中国建设大局着眼，将儿童心理健康作为一项国家战略，做出了全面谋划与系统部署。我们从事儿童心理障碍防治的工作人员，为了响应党与政府的号召，践行儿童心理健康战略，提高基层医疗保健机构儿科、儿童保健科、心理咨询专业人员对儿童心理障碍的早发现、早诊疗、早干预水平；让患儿家长对儿童心理障碍有一个正确认识，配合专业机构做好规范化治疗、干预及家庭康复。在中国关心下一代工作委员会事业中心"六一健康快车"项目专家委员会的统一组织下，由北京安定医院郑毅教授担任总主编，从2016年4月开始谋划《儿童心理障碍防治丛书》的编写工作，撰写编写大纲，确定编撰内容，商榷分册主编，力邀全国100多位从事儿童心理障碍防治专家（包括西医精神科、发育行为科、儿童保健科、中医儿科、儿童特殊教授等），于同年6月中旬在成都召开了第一次编写会，并提出了如下编写要求。

观点鲜明，通俗易懂，深入浅出，图文并茂；融科学性、知识性与趣味性于一体；既有指导性，又有服务性。

一是科学性

科学性是这套科普丛书创作的生命。即内容正确，数据、引文、用词准确；所论述的科普知识、技术和方法准确无误；要让读者了解准确的、可信的、有价值的儿童心理障碍疾病早期表现，并能得到及时、有效、规范的诊疗信息以及多学科（医疗、心理、教育、社会、康复、家庭）综合防治方法。

二是可读性

可读性是这套丛书创作与出版的价值。首先要有一个吸引读者眼球的书名与目录，才会引导读者去阅读全书的内容。其次雅俗共赏，通俗是科普写作最基本、也是最重要的要求，内容通俗易懂，贴近基层医生与家长；写作方法深入浅出；少用专业术语；化抽象为具体；雅致是要给读者一个轻松的阅读环境，即有雅兴的"轻阅读"。再就是在写作形式上要尽量新颖，增加人文关怀内容，典型的案例或故事最容易抓住读者的眼球，激发读者的阅读兴趣。

三是实用性

实用性是这套丛书创作的先决条件。鉴于这套丛书的读者为基层医生与患儿家长，其实用性就更为重要。

1. 要看得懂。少讲大道理，多讲行之有效的实用方法；少用医学术语，尽量用较通俗的语言进行创作。

2. 要用得上。力求每一本书的基本内容用得上，思维方法用得上，操作技术用得上。

3. 突出多学科综合干预。作者要结合自己所从事的专业工作，将中西医诊疗方法（西医的诊断、评估、药物治疗；中医的辨证论治、推拿、外治、药膳食疗）、心理咨询、康复训练、家庭康复指导等经验展示给读者。

第一次编写会后，8个分册的编者，历经3年的辛苦耕耘，全部完成了《儿童心理障碍防治丛书》的编撰任务。具体分册为：

《儿童心理障碍　看看专家怎么说》，为全书的主干内容，本书详细介绍了不同年龄阶段的儿童心理发展规律和特点，儿童心理健康的影响因素，如何为孩子心理健康发展提供良好的环境。结合实际案例介绍了儿童青少年心理问题及障碍的早期表现，当孩子出现心理问题时家长和老师等该如何正确处理。

《儿童多动症　看看专家怎么说》，本书共分认识儿童多动症、预防儿童多动症、治疗儿童多动症、照料儿童多动症四部分，介绍了儿童多动症的基本知识、防治方法和干预措施，并从中医药学和西医学的不同侧面详细描述了儿童多动症的研究进展、症状表现、诊断、治疗及辨证施治的特色和优势。

《儿童抽动症　看看专家怎么说》，本书从中西医结合的角度，介绍了抽动症这一常见慢性神经精神障碍的病因、病理生理机制、临床表现到治疗、康复和预后等每个环节的最新进展，同时重点介绍了家长护理的技巧和方法。

《孤独症和阿斯伯格综合征　看看专家怎么说》，本书介绍了儿童孤独症和阿斯伯格综合征的表现、发病原因以及治疗干预方法，并着重讲解了专业康复与家庭康复的方法、技能与注意事项。

《儿童情绪障碍　看看专家怎么说》，本书分为焦虑障碍与抑郁障碍两篇，重点介绍了每种疾病的概念、流行病学、临床常见的表现（西医常见的症状和中医的证候辨识）、导致该疾病发生的因素、对患儿影响、疾病的识别和诊断、中西治疗方法和家庭康复治疗等内容，而且每一类疾病均附有案例。

《儿童进食与排泄障碍　看看专家怎么说》，"进食障碍"讲了神经性厌食症、贪食症、异食症、儿童肥胖症；"排泄障碍"讲了遗尿症和遗粪症。书中重点从中西医两个方面来阐述这6种疾病的概念、临床表现、疾病形成的影响因素、对患儿的不良影响、如何进行辨识与诊断，以及常用的中西医治疗方法和疾病预防方法。

《儿童智力障碍　看看专家怎么说》，本书全方位地介绍儿童智力障碍的发病原因、临床表现、诊断与鉴别、中西医治疗方法，强调了家庭康复的重要性，并介绍了家庭康复方法。

《儿童上网　看看专家怎么说》，本书以儿童接触网络的5个阶段为主线，介绍了网络游戏的特点以及网络成瘾的原理，同时结合儿童期各个阶段的心理发展规律，分阶段有重点地给出了介入和指导儿童上网的建议，旨在助力儿童养成良好的网络行为。

在这套丛书的编写过程中，得到了世界医疗网、上海六一儿童医院的大力支持，在此表示衷心感谢！

　　各分册主编及绝大多数编者都工作在繁忙的临床、科研、教学一线，为了儿童的心理健康，挤出有限的休息时间来承担编写任务，难能可贵，在此一并表示由衷的感谢！

　　由于编写时间紧迫，加之多动症、抽动症、孤独症等病因尚不十分明确，以及医学知识不断更新，书中可能存在不尽人意之处，真诚地请各位专家、读者朋友多提宝贵意见。

总主编　郑　毅

执行总主编　王廷礼

2019年3月

编写说明

随着社会的发展和医学的进步，主要威胁我国儿童健康的传染病和营养不良问题已基本得以控制，然而我国儿童青少年的精神健康状况仍令人堪忧。据报道，在17岁以下的儿童青少年中，至少有3000万人受到各种情绪障碍和行为问题的困扰。与此同时，大量优秀的儿童青少年以其独立、睿智、创新的人格特点也已经成为了社会进步的标志。

为什么会有这样大的反差呢？这不是孩子的问题，也不能归罪于社会的竞争，更不是社会快速发展的结果；关键问题在于父母早期的养育，在于社会对心理健康的重视，在于医生对儿童健康发展的维护和对疾病的防治，在于教师对儿童生活知识和专业知识的传播，在于社会媒体健康知识的宣传和普及。当今，我国心理健康知识普及不够，无论是家庭养育还是学校教育，普遍存在重知识传授轻能力培养，重学习成绩轻道德品质，重升学率轻心理健康的状况。据世界卫生组织估计，全球大约有1/5的儿童和青少年在成年之前会出现或多或少的情绪或行为问题，其中得到适宜处理和治疗的人数还不足有问题儿童的1/5。

2016年8月19日召开的"全国卫生与健康大会"上，习近平总书记亲自出席并讲话，特别强调了心理健康的重要性"要加大心理健康问题基础性研究，做好心理健康知识和心理疾病科普工作，规范发展心理治疗、心理咨询等心理健康服务。"

本书的编写，旨在解决儿童主要存在的心理健康问题，走出养育孩子的误区，提供给使用者一套专门针对儿童早期身心健康发展、儿童常见情绪和行为问题预防，以及早期识别和合理治疗，各种成长中的心理问题的实用性科普指导手册。本书正是针对这些主要问题，汇聚了儿童心理、儿童教育、儿童保健、儿童心理行为医学、儿童精神医学知识，以社会学、发展心理学和行为科学的研究理论和实践为基础，以循证医学的资料为依据，结合多年的临床经验，使用通俗易懂的语言，结合实际案例为儿童健康工作者、孩子父母及教师提供科学、实用的"促进儿童心理健康发展和早期防治各种心理问题"的重要参考依据和指导。

"儿童强则国家强！"儿童是家庭的希望，祖国的未来。关注儿童心理健康是全社会的责任。良好的行为模式要从小建立，要精心呵护。没有全民健康，就没有全面小康。让我们齐心协力，共筑健康中国梦，共创祖国美好的未来！

编　者

2019年3月

目录
Contents

第一章 儿童心理发展与心理健康

第一节 儿童心理发展规律与特点

一、婴幼儿期心理发展规律与特点

（一）0~3岁儿童心理发展规律与特点

大部分孩子在1岁左右会走路，从出生到会走路这个阶段叫作婴儿期。1岁前婴儿完全依赖妈妈为他提供的环境，所以妈妈必须满足他的基本需要：吃饱的需要、温暖的需要、睡眠的需要、排泄的需要、身体接触的需要和智力的需要等。

学步期从孩子能走路开始，到约2岁时为止。这个时期的孩子开始对环境进行积极的探索，发现世界是一个充满奥妙的宝藏。这时候妈妈要保护孩子的探索欲和好奇心，为孩子创造一个安全而有趣的环境，不能因为孩子乱走乱跑就喝令他不许动。

从大约2岁开始，孩子会突然进入一个反抗的时期，到3岁为止，这个时期是不平衡期。孩子开始精力旺盛、热切地探索世界，出现了自我意识，并试着打破婴儿期已形成的平衡状态，激烈地否定和反抗，情绪变化激烈，行为变化无常，经常自相矛盾。这一过程是孩子必须经历的发育时期，需要妈妈们用耐心和智慧来教导孩子恰当地表达自己的感受、处理自己的情绪，顺利度过这

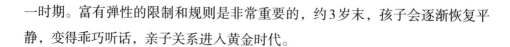

一时期。富有弹性的限制和规则是非常重要的，约3岁末，孩子会逐渐恢复平静，变得乖巧听话，亲子关系进入黄金时代。

1.认知发展

婴儿能够比较好地感觉周围的环境，但婴儿感知到的世界和成人的感知不太一样，所以会给很多父母带来困扰，不明白婴儿的肢体语言和哭闹原因。了解婴儿的感觉，才能理解他的需要，更好地和他沟通。

新生儿能看到图形和颜色，察觉到明暗变化，不过他的视力比成人差很多，但在出生后的几个月内会迅速发展。他能区分不同的声音，与其他人的声音相比，他更喜欢妈妈的声音。他具有明显的味觉偏爱，更喜欢甜味而不是酸、苦、咸。他也会回避不愉快的气味，如果采取母乳喂养，很快就能根据气味来辨认自己的妈妈。另外，他对抚摸、温度、疼痛也十分敏感，需要通过妈妈的爱抚喜欢上这个温暖、明亮的世界。

新生儿主要通过先天反射来学习，比如吸吮奶头等本能动作。一开始他只对自己身体感兴趣，喜欢重复做吮吸手指、挥手等动作。当他可以转头并用手抓握时，开始对外界物体产生了兴趣，说明他已经可以区分自己和周围的环境了。慢慢地，婴儿开始有目的地协调两种或两种以上动作，尝试新的解决问题的方法，并表现出强烈的好奇心。通过对世界的逐步探索，婴儿学会将自己的行为模式转换成心理符号，用心理表象来表征具体事物。他开始明白，不见的事物不代表不存在，并积极主动地寻找。同时，婴儿一直在为说话做准备：1～3个月出于本能发出简单的声音；4～6个月就能发出重复的音节，如果这个时期给予丰富的外在刺激，经常逗婴儿发音，就可以形成这些音节和具体事物之间的条件反射；7～8个月他能对说话人的语调和表情做出动作反应，但他还不理解这些词的意义，不能对语言的内容做出反应，而是对音调和表情有反应；9～12个月增加了不同音节的连续发音，音调开始多样化，能模仿成人的语音，并将这些语音和具体事物联系起来。1～3岁是孩子语言发展的关键时期，其中1～1.5岁是单词句期，孩子只会说单个词语，以动词和名词为主；

1.5～2岁是简单句期，孩子开始用动词和名词拼起来组成简单的句子，但句子不完整，次序可能颠倒；2～3岁是复合句期，3岁左右孩子能掌握1000个左右的词汇，并掌握了基本的语法结构和句型。

2.气质特征

气质是指孩子面对某一事件时特定的情感和行为模式，是成年期人格的基础。每个孩子都有自己独特的气质，这是由他的先天遗传和后天环境共同决定的。约40%的孩子属于容易型，他们平和、情绪积极、生活规律，对新事物较为开放适应；约15%的孩子属于迟缓型，他们不太活跃，有点抑郁，对新事物适应较慢，对改变的反应较为温和；约10%的孩子属于困难型，他们活跃、易怒、生活不规律，对新事物适应较慢，发生改变时会有过度反应；约35%的孩子为混合型。每种气质类型均含有积极成分和消极成分。

气质的改变很大程度上取决于孩子气质类型和父母教养方式的符合程度。困难型的孩子烦躁不安，很难适应新事物，如果父母也因此变得极端暴躁、没有耐心，经常惩罚他，那这样的孩子会继续保持其困难型特征，在将来可能出现更多的问题。但如果父母始终保持耐心、平和的心态，坚持规则和约束的同时允许孩子慢慢地适应，长此以往就会有很大改善。

3.情绪体验

在生命的前两年中，各种表情在不同时间出现。出生时婴儿会表现好奇、悲伤、厌恶和满足，2～7个月之间出现的基本情绪是愤怒、快乐、惊讶和恐惧。对2～6个月大的婴儿来说，最有可能激发他快乐和惊讶的因素之一是他发现自己能够控制某些物体和事件。如果经常妨碍他施加的控制，让他的期望总是落空，可能会激怒许多2～4个月大的婴儿，也会让4～6个月的婴儿伤心。快到2岁时，孩子开始出现复杂情绪，比如尴尬、害羞、内疚、嫉妒和骄傲。这些自我意识的情绪说明孩子开始理解个人行为的准则和标准，以及社会文化的价值标准。有趣的是，起初他是通过大人的表情、语调等环境因素来评价自己行为的，有大人在场观察他的行为时，婴幼儿就会表现出这些自我评价的情绪。

婴儿会用摇晃身体、咬东西、避开不愉快的来源等方式来调节自己的情绪，用皱眉和撇嘴来压抑他的愤怒和伤心。他很难掩饰自己的恐惧，但他会找到有效的方式来引发养护者的注意和安抚。1岁左右，孩子开始学会根据父母对情境的情绪反应来调整自己的行为。当孩子能用语言和父母交流自己的感受时，父母可以提供一些支持，帮助他理解恐惧、愤怒、失望等感受，教导他学习有效地调节自己的情绪。

4.情感依恋

依恋是指婴幼儿和父母形成的相互联系。研究发现，在出生后的头几个月中，如果妈妈对婴儿的行为做出及时的反馈，婴儿和妈妈之间就能建立起日常协调性，双方通过表情、动作来进行交流，并调节自己的行为来吸引对方的注意。最初，婴儿只是对微笑表情有偏好，慢慢地，他只对熟悉的人开怀大笑。大约在6个月时，婴儿首次形成对妈妈的依恋，面对陌生人时产生陌生人焦虑，在8~10个月时达到顶峰，在2岁时逐渐下降；在妈妈离开时出现分离焦虑，14~18个月时到达顶峰，随后逐渐下降，开始理解妈妈离开的原因。

大多数孩子属于安全型依恋，他们在妈妈的陪伴下能够自如快乐的玩耍，一旦妈妈离开，才出现焦虑和恐惧的情绪，而当妈妈回来时，就会有温暖的回应。少数孩子表现出矛盾型依恋，他们紧紧依靠在妈妈身边，妈妈在时也很少有探索行为，一旦妈妈离开就非常压抑，而妈妈回来时他们会表现得很抗拒，接近妈妈但仍在生气，甚至抗拒妈妈主动的身体接触。还有部分孩子属于回避型依恋，当妈妈离开时不太在意，甚至妈妈想主动引起他的注意时仍然很冷漠。另外一些孩子出现抗拒和回避的紊乱表现。

安全依恋使孩子对人际关系产生一种爱和安全感，从而为以后亲密的人际关系打下基础。敏感而耐心的照料、积极的情绪、早期交往的经验对安全依恋的形成十分重要。敏感的养护者可以根据孩子的气质特征来调整自己的抚养方式。

（二）3~6岁儿童心理发展规律与特点

我国城市儿童从3岁开始进入幼儿园，6岁时结束幼儿园生活，进入小学，我们把孩子幼儿园生活的这段时期，称为幼儿期。幼儿开始越来越多地使用他们所学得的技能，并且努力地了解他们生活的世界。他们会开始想自己是谁，看自己能做什么，慢慢地会对自己了解得更清楚。在这一阶段，他们会寻找一种独立感，很想努力地控制自己和他人，然后使用他们所习得的语言、认知、运动和社会技能来理解和应付这个世界。通过学习，幼儿开始发展他们的推理、决策及理解问题的技能。按照著名的发展心理学家皮亚杰的认知发展阶段理论，幼儿期儿童处于前运算思维阶段，这一阶段的主要特点是儿童对事物的认知受当前事物知觉属性的束缚，也就是说在某一时间只能专注一个方面，而不能顾及其他各个方面。这一阶段的儿童思维缺乏逻辑，认为别人和他有一样的观点。下面从具体几个方面分别阐述。

1.认知发展

（1）前运算发展阶段　幼儿在认知水平上已经过了感觉运动阶段，而进入了前运算发展阶段。这意味着幼儿能够想象没有摆在他面前的物体、人甚至是一些动作。这时候问一个幼儿"怎样打开电视啊"。即使电视没有摆在幼儿面前，他也会告诉你，先等一个红灯亮了，然后摁一下遥控器就可以了。这一阶段的孩子会通过模仿、象征性游戏、绘画、心理想象及语言来描述面前的这个世界。2岁的孩子在游戏中会把玩具当真的，如认为玩具狗会咬他等，但是，到了3岁，孩子已经能用想象表达他们的思维内容，知道哪些东西是真的，哪些东西是假的，孩子也会通过画画来表现他们的想法。到了4~5岁时，孩子能够学着模仿，用模仿来表达他们的思想、情感，也用模仿来回忆他们过去的行为或者想象他们未来可能出现的事情。例如，孩子会用假想的针给玩具熊打一针，然后会和小熊说说话或者抱抱小熊，这种行为通常反映出是他对自己去医院看病经历的模仿。

（2）**解决问题** 幼儿解决问题一般靠直觉而不是逻辑。例如，将三个分别是红、黄、蓝颜色的球，放在一个朝上的试管中，幼儿能准确地分辨出哪种颜色的球在上面，但是，当将试管堵住，转了180°时，幼儿得通过想象才能知道哪种颜色的球在最上面。实验结果表明，幼儿的想象和逻辑能力还是不够强大，他们不能够准确地确定转圈后哪个球在上、哪个球在下。让4岁的孩子把一个空的矿泉水瓶里的硬币和扁扁的小木珠取出来，瓶子不能倒过来或者倾斜，但是会给孩子一个拴着绳子的磁铁、拴着绳子的曲别针、一根可以够着瓶底的筷子和一瓶水，有些孩子一直用筷子想把两样东西取出来，但是他们失败了；有些孩子尝试了一下筷子，觉得不大可能取出来，就看看其他材料，拿起磁铁试一下，结果把钱币给取上来了；有很少数的4岁的孩子，看看所有的材料，然后很有目的的用磁铁把钱取出来，用水把小木珠浮上来。这说明4岁的孩子解决问题的时候主要是靠直觉而不是去进行有目的的思考。父母可以适当的要求孩子在做事情之前想想有什么较好的方法来解决问题，有意识培养孩子的逻辑思维能力。

（3）**分类** 幼儿能对一些东西进行简单的分类，他们分类的首要原则是相似性，随着年龄的增大，幼儿的分类能力也在变得越来越强，例如，3岁孩子会把玩具娃娃和童床归为一类，而6岁的孩子则将童床、椅子和桌子归入家具类。另外，相关研究表明，4岁以前的孩子更喜欢根据颜色而不是形状对一些物品进行分类（如将红色卡车、红色球、红色粉笔放在一起），而大一点的幼儿就会更倾向于根据形状来分类了。但是幼儿对哪一类属于哪一类这种概念理解的不太好，如有4朵红花和3朵蓝花，问幼儿是红花多还是花多，他们一般就会回答红花多。

（4）**空间和时间概念** 4岁的孩子能够理解"前后""上下""里外"等简单的方位词了，但是理解"左右"还有些困难，让4岁的孩子伸出自己的左手，仅仅有约5%的孩子能够伸对，如果让他把一颗纽扣放在他对面小狗的左边，能够做对的孩子就会更少了；到了5岁的时候，孩子能够以自己为中心分清左右了；6岁以后，越来越多的孩子能够以他人为中心分清左右了。幼儿常常将空间和自己的活动想法混为一谈，4～5岁的孩子虽然能够理解一系列物体的序列，但是他们仍然搞不清大、高和长的概念。家长在日常生活中或者玩游戏时，可以有意识地培养孩子的方位知觉概念，例如吃饭时，妈妈可以问孩子："用哪只手拿筷子呢"引导孩子说"用右手"，并让孩子把右手举起来等。3岁的孩子已经初步有了一点昨天的概念，但他又会把昨天的概念理解成今天的任何一个时间，孩子可能会这样说："昨天我马上想睡一觉"。4岁以后的孩子能知道生活事件的发生顺序，并且能表达一些更为宽泛的概念，如月份、明年夏天、去年夏天等。此外，通常幼儿很难理解"两周后去度假"中的"两周"的概念。

（5）**自我中心**　皮亚杰做了一个著名的"三山实验"，使用三个高低、大小和颜色不同的假山模型，让幼儿从模型的四个角度观察完这三座山后，放一个玩偶娃娃在山的另一边，要求幼儿从4张图片中指出哪一张是玩偶娃娃眼中的"山"，结果发现幼儿无法完成任务，他们只能从自己的角度来描述三座山的形状。这个实验说明了幼儿仅会根据自己看到的，而非从玩偶娃娃的角度进行选择的特点，证实了幼儿在思维上是非常自我中心的，这里的自我中心不是说幼儿非常自私，而是他们认识不到别人和他有不同看法，不能从别人的角度来看待问题。但是现在又有一些新的研究发现，幼儿不是在所有情境中都是自我中心，比如在另一个实验中，把背景设定为美国著名儿童节目《芝麻街》中的情景，玩偶娃娃换成了节目中的角色格列佛，当把格列佛放置在节目中出现的农庄中各处，询问幼儿它能看到什么时，幼儿能够绘声绘色准确讲述。这说明如果是他们熟悉的或者喜欢的东西，他们能够意识到他人和自己不是一个角度的，所以看东西是不一样的。

（6）**注意力**　处于幼儿期的孩子注意是以无意注意为主，他们的注意是不稳定的，对事物十分好奇，喜欢东摸摸、西碰碰，哪个地方有一点异样的声响，他就赶紧跑过去看看。幼儿一般都会不由自主的转移注意力，东张西望，做小动作等。但是幼儿对于自己喜欢的信息，如图画书、卡通电视剧，注意时间就长多了，与之同时，注意的范围也就扩大了，幼儿还不大会使用注意的策略，如果让他们看一幅内容丰富的图画，他们往往会忽略其中很多重要的细节。3～6岁的孩子注意力一般是15分钟左右，最多能集中注意20分钟。因此当很多孩子刚进入幼儿园时，表现出注意力不集中时，家长不必忧心忡忡，幼儿的注意时间本来就比成人要短些，家长应辨别清楚孩子到底是因为什么原因导致的注意力不集中，是感冒了等生理原因还是没兴趣等主观原因还是周围太吵等客观原因。知道原因后可以针对性的培养孩子集中注意力，可以充分利用孩子的好奇心，把培养孩子的兴趣和注意力结合起来，给孩子一个安静的环境，这样孩子的注意时间就会慢慢长起来。

（7）**记忆力** 幼儿期的孩子能够记住4～5个数字，但是如果让他们记忆一个玩具清单或衣物清单时，他们记得甚至比成人还多，这表明兴趣在幼儿记忆中起了很重要的作用。学前儿童一般不会使用记忆策略，一般不会自发的复诵，即使要求他们多记几遍，他们也往往只记一两遍。所以，教幼儿记一些东西时，要记住幼儿记忆的特点，要是幼儿不懂时，要向他们解释清楚，在理解的基础上记忆。此外，还可以多让孩子观察，发挥孩子机械记忆的优势，尽量让孩子多背诵一些儿歌、古诗、短文等，同时结合一些实物图像，解释其中的一些词语，促进孩子记忆能力的发展。

（8）**言语能力** 幼儿期随着大脑皮质机能不断完善，随着感知觉、注意、记忆、思维等认知能力的发展，他们的言语能力也迅速发展起来了。幼儿期是掌握本民族口头语言的最佳时期，口头语言的发展也为儿童入学后掌握书面语言准备了条件。一般而言，4岁的孩子能够掌握本民族的全部语音，声母、韵母的正确率达到97%和100%；对词义理解更加确切，词汇量也逐渐扩大，据美国斯密斯的研究，3岁孩子的词汇量约是896个，4岁约1540个，5岁约2070个，6岁约3000～4000个。据河北大学的研究材料，我国3～4岁的幼儿的词汇量约为1200个。幼儿还能够根据听话者的特点调节自己说话的特点和内容，跟爸爸妈妈说话时，说得比较简洁，语速不快不慢；而对比自己还小的孩子说话的时候，说的就比较详细，语速也放慢了很多。这说明3～6岁的孩子已经能够知道，如果要和别人有效的沟通，达到自己的目的，就必须调整自己适合听众的需要。

（9）**心理理论**　这是指对别人和自己的心理状态和心理经验的认识。现在的研究表明了幼儿已经能够用信念-愿望的理论框架来解释人的一些简单活动，他们知道人们做出某种有意的行为，是因为人们相信这些行为能够满足他的某种愿望。这明显表现在幼儿对"错误信念"认知上。例如，小明以为他家的猫在厨房里，他姐姐知道小明搞错了，实际上她家的猫在书房里，这是对错误信念的认知。Wellman做过一个研究，给幼儿展示图片故事。故事中的主人公把一件东西放在某一个地方，然后离开了房间。他的小伙伴趁他不在，将他的物品挪了位置，放在另一个地方。过了一会，主人公回来了，他认为他的东西放在什么地方呢？他会去哪里找他的东西呢？大部分4~5岁的孩子都正确的预测主人公会去原来的地方寻找，因为他错误地认为东西还在原来的地方。3岁的孩子会认为主人公去现在放的位置去找，这个研究表明，4~5岁孩子能将自己的观点和他人的观点区分开来，而3岁不能。3岁的孩子往往不能将自己现时的观点和过去的观点区分开来。

幼儿处于认知能力发展的关键时期，他们的感知觉、记忆、思维、言语能力逐渐地发展，从自我中心到认识到从别人的角度来思考问题，幼儿的认知发展很大程度上取决于家庭环境和幼儿园教育的质量，因此，为幼儿提供一个良好的环境是家长和社会的责任。

2.情绪发展

（1）**情绪理解**　从情绪上看，幼儿期的孩子已经具备了爱的能力，他们能够表现出爱心、善良、乐于助人了，但是同时他们还是有自私和攻击性的。研究结果发现，在3~4岁，幼儿理解他人情绪的能力有了很明显的变化，对高兴等积极情绪的理解要高于对伤心等消极情绪的理解，女孩比同龄男孩更能敏感地觉察到他人情绪的变化。幼儿也能够认识到，由于人的情绪不同，可能会产生不同的行为表现，例如一个生气的幼儿会推搡别人，而一个高兴的幼儿会对别人很友好。

由于言语的发展，幼儿学会了更多表达情绪的词，如高兴、害怕、喜欢、讨厌等，他们会说自己现在很高兴，而爸爸妈妈很喜欢自己，也会对哭泣的小朋友说："我把自己喜欢的玩具送给你，你变高兴好不好？"幼儿情绪理解能力已经发展起来，他开始能够解释、预测和影响别人的情绪，这能使幼儿和成人及其他小朋友很好的相处。但是幼儿的情绪理解能力还是很有限的，他们往往根据别人的面部表情、外部行为去感知到别人的情绪，而对成人一些复杂的内心体验和表面上互相矛盾的情绪难以理解，他们往往只关注最突出的那种情绪表现。大部分的学前幼儿还不能把情绪和内心的需要或愿望联系起来，还不能认识：当人获得自己不喜欢的东西和喜欢的东西时会有不同的情绪。

（2）**情绪表达** 3岁的孩子还不理解什么是同情。有研究发现，3岁的中国儿童可以通过讲故事、看图片、唱歌、跳舞、表演等方式学会如何关爱、照顾及帮助他人，但是因为他们还没有从别人的角度感受到别人受到的伤害的能力，这种能力就是观点采择能力，所以无法同情别人。随着幼儿的成熟，他们能辨别伤心和愤怒的情绪，并会想，妈妈为什么对我很伤心啊，我是不是做错了什么事情啊；妈妈为什么会发火啊，是不是跟我有关系啊。3岁孩子读故事时，能区分故事中高兴与不高兴的反应。随着语言能力的增强，4~5岁的孩子能够让别人知道他们的情绪体验。3岁的孩子完成一项困难的任务后会表现出骄傲，没有完成一项简单的任务后表现出羞愧，会耷拉着头向下看。幼儿通常一次只能表达一种情绪，表达一些复杂情绪或矛盾情绪的能力要等稍大一点后才能发展起来。这种情况所导致的结果是，幼儿的许多情绪像是被什么掩盖起来似的，或者他们根本没有足够的语言能力讲清楚究竟是什么让他们感到很烦恼。所以对于3岁或者3岁以上心理和行为存在偏差的孩子来说，游戏、艺术、讲故事是最有效的治疗方法。

移情是指儿童觉察到他人的情绪反应时，所体验到与他人相似的情绪反应，幼儿的移情作用更多表现为用言语去安慰别人，并常常伴有亲社会行为，如主动帮助他人等。幼儿移情的发展取决于幼儿的认知和言语发展水平，发展水平高的幼儿更容易做出移情的反应。幼儿对同性别同年龄的儿童更容易做出移情反应，因为他们有更多的相似性。家长对幼儿的教养方式对其移情的发展也起着非常重要的作用，如果家长对待幼儿有爱心，能够敏感地对他们的需要做出反应，受这种教育的幼儿更容易对他人做出移情的反应。国外有一个研究发现受过虐待的儿童很少对别人做出移情反应，当他们看到小伙伴苦恼和伤心时，非但不去同情和安慰他，反而吓唬和殴打他。

（3）情绪调控　3～4岁的幼儿能够用口语表达的方式使用各种策略来调控自己的情绪，使自己感到舒服。他们知道当外部刺激引起不愉快情绪时，他们会堵住耳朵，捂住眼睛，不让自己听到或者看到外部的刺激，还可能会逃跑以躲避不愉快的刺激，还会用自我安慰的方式来调控自己的情绪，如孩子会反复地告诉自己，妈妈马上就会过来了。家长这时候如果想发展幼儿主动调控情绪的能力，一种方法是跟幼儿讨论情绪感受，告诉幼儿一些策略如何应付消极的情绪，如很多幼儿怕黑，他们把黑暗和鬼怪联系起来，因此家长可尽量避免给幼儿听鬼怪故事或者看恐怖电影等。

总之，幼儿期的孩子的自我意识情绪有了很大的发展，能够认识到不同的人会有不同的情绪，能够产生移情，有一定的自我情绪调节能力，但是这种能力还很大部分受外界的（如成人）影响，还有很大的发展空间。

3.意志发展

幼儿很容易冲动，但也开始慢慢地调节自己的行为了。幼儿的行为带有明显的冲动性，对自己的行为缺乏思考，而是受即时的情绪和愿望所支配，如跟幼儿说了进商场后不能乱买东西，幼儿也答应了，可是进了商场以后，幼儿看见自己喜欢的东西就要，而不管刚才答应过什么了。幼儿不善于用意志调节自己的情绪，如果父母不给自己想要的东西，会立即嚎啕大哭；可是给他一个别的东西，他的注意力会立刻转移，马上破涕为笑。幼儿能迅速地从一种情绪状态转变为另一种情绪状态，从高兴到大哭，对于幼儿来说，一瞬间就能完成，这说明这个时期的孩子自己对自己调节的能力还是很差的。但幼儿也开始能够提出一定的目的和计划，并能或多或少地坚持一段时间，能按照某种要求等待或者延迟，如吃完饭再玩游戏等。幼儿的自控能力还很不稳定，一会好一会差，坚持性较差，做事情不能有始有终，但是，幼儿已经出现有意地自控能力，这是幼儿成长的一个重要的里程碑。

父母怎样做才能发展幼儿的自控能力呢？我国一项探查幼儿自控行为发生条件的研究发现，幼儿的自控行为是否成功取决于三个因素：个体的自制力、克制的动机强度以及克制所引起的紧张程度。幼儿的自制力较差，当外界有有趣的活动时，幼儿克制的紧张度就会提高，再加上幼儿的动机强度低，因此幼儿从事一项活动时很容易分心，不能坚持。父母可以让孩子参加他们喜欢的活动，或者父母对活动加以组织，让他们不要感到那么紧张，同时，父母也可以用详细的语言指导，使孩子知道怎么做，做什么，让孩子有较高的自信去做这些活动，这些对孩子发展自我控制的能力很有帮助。

4.社会发展

（1）**自我概念**　它是对自己的特征、能力、态度、信念、价值观的总的认识，是使自己与他人区分开来的标志。大约从4岁开始，孩子就开始积极地寻找自我。4~5岁的儿童对外部世界充满了强烈的好奇心，他们问问题、玩游戏来收集有关周围人和事的大量信息。他们通过想象游戏，模仿成人的行为。起初，他们模仿跟自己同样性别的父母一方，努力地从行为上模仿，会模仿一方父母的声音，形成一种在不受惩罚的前提下规范自己行为的强有力的自主意识。幼儿期的孩子也开始有了自尊，他们的自尊产生于对自己各方面能力的判断。幼儿最初的时候认为别人怎么评价自己就是什么样子的，因此，获得成功机会较多的幼儿，获得别人奖励的机会也较多，自我感觉也会较好些，自尊水平也就高些。

（2）**性别角色认同**　有研究发现大部分3岁幼儿已经认识到自己是男是女了，但是对性别的自我认同还是很不稳定的，如问幼儿长大了会变成爷爷还是奶奶啊，只有10%的3~4岁的幼儿能够回答对，但是5岁时90%的幼儿就能答对了。5岁幼儿已经能够认识到在时间维度上一个人的性别是不会改变的。随着年龄的增长，幼儿的性别成见越来越深，他们认为男孩不能随便哭，女孩不能开火车等，幼儿的这些性别成见的产生反映了成人对性别角色的看法，也反映幼儿认知上的不成熟。许多幼儿还没有认识到与性别相联系的许多事物如玩具、发型、服装和职业并不能决定一个人是男是女。

（3）**道德发展**　幼儿能认识很多道德规则，但是他们的行为主要是受成人的标准控制的，他们认为听从权威人士（如妈妈）的话就是好孩子，否则是错的。在幼儿看来，受到成人的表扬的行为就是好行为，而受到成人批评的行为是坏行为。幼儿也有了初步的道德知识，这些知识都是具体形象的，幼儿对有些知识知道得早些，如经别人允许才能拿别人的东西；对有些知识知道得晚些，如说话要讲信用等。但是幼儿的道德知识和道德行为之间存在着脱节，幼儿会出现一种叫作"快乐的损人者"现象，即幼儿明明知道损人的行为是不对的，但是却认为损人者会感到很快乐。

（4）**游戏发展**　游戏将认知、想象和运动有机结合起来，在扮演游戏中，幼儿通过象征来代表周围环境中的物体，模仿他们看到的或者听到的发生在周围的事情。当幼儿4岁的时候，他们能长时间的玩扮演游戏，因为他们这个年龄正是玩游戏的时候。幼儿可以把木块当成电话，或者在一个假设的炉子上煮东西；或者在一个假装浴缸中给玩具娃娃洗澡，或者找到一个箱子，把它当作医生用的药箱，千万不要小看这个药箱，它赋予了幼儿像医生一样拿药看病的能力。通过这种游戏，幼儿从自我中心的思维中摆脱出来，开始接受和学习新的东西。幼儿也喜欢一些能激发其感官刺激的活动，如用手指作画，在水、沙及烂泥中玩耍，通过这些活动，幼儿体验到从探索、理解到逐渐学会如何征服这个世界的过程。

（5）**人际关系**　幼儿和父母进行交往时的关系，是一种权威服从关系，幼儿把父母看成自己崇拜的偶像，在他们看来，父母的话都是正确的。在幼儿看来，亲子关系是一种直接具体的物质交往关系，父母照顾着他们的生活，幼儿是通过父母直接的可观察到的外显行为认识父母的，在和父母的交往过程中，通过模仿父母，他们会有很多和父母相似的行为，相同的爱好，相像的对待周围的态度甚至价值观等。

幼儿和同龄伙伴之间的交往为幼儿提供了一种独特的成长经验，同伴关系是一种平等合作的关系，双方的地位是平等的，不存在谁服从谁的问题。只有通过合作、协商和平等的对话，才能解决分歧和冲突，才能维持"小伙伴间的友谊"。在幼儿初期，孩子所表现出来的对同伴的亲疏、好恶，主要是以在游戏或者学习过程中能否共享玩具、互相合作以及座位的远近，家庭住址的距离来决定的。到了幼儿中期，孩子开始对同伴发生兴趣，开始关心同伴的衣着、言行，甚至模仿同伴的兴趣爱好，还对同伴产生同情、谅解、友谊等情感，但是这种同伴关系是不稳定的，会随着时空的变化而变化。幼儿晚期时，孩子不仅与同班好友交往，而且与班外园外的幼儿进行交往了，这对于孩子社会交往能力的发展至关重要，父母要引导帮助他们在集体活动中培养同情心、友谊感以及相互帮助和信任的思想。

二、小学生心理发展规律与特点

小学阶段是儿童发展过程中非常重要的一个阶段。在该阶段，儿童结束了以游戏为主的活动方式，学习成为其主要的生活内容，同时身体逐渐发育，心理功能不断发展，思想品德逐渐形成，自我意识日益增强。该阶段儿童不仅在文化课方面打基础，也在为青少年及成人期的心理健康奠定基础，同时，由于发展快，该阶段儿童的心理发展容易受到多种不利因素的影响，产生各种心理方面的问题和障碍。因此，认识该阶段儿童心理发展的特点，了解该阶段儿童可能出现的心理问题及障碍，对防治各种心理问题和障碍、促进儿童健康发展、保证成年后的心理健康具有非常重要的意义。

从6~7岁开始，儿童进入小学，开始正规的学校教育阶段。小学生的生活从以游戏为主导转变成以学习为主导，其主要任务是通过学校教学学会学习，获得学习的态度和能力。这时期的儿童心理发展主要表现在认知能力、社会性（包括情绪、行为、道德）和人格方面的发展。

（一）认知发展

认知是一种心理活动或心理过程，即人对客观世界的认识活动。一般认为，认知包括感觉、知觉、注意、记忆、思维、学习、语言等。

1.感知觉的发展

在整个小学阶段，小学生的感知觉发展很快。低年级小学生感知事物时较笼统，往往只注意表面现象和个别特征，时空特性的知觉也不完善。随着教学过程的深入，小学生的感知能力有了很大提高，知觉的有意性和目的性明显发展。他们已能从知觉对象中区分出基本的特征和所需要的东西，对于时间单位和空间关系的辨别能力也逐渐增强，其准确性、系统性都不断地提高，观察事物更加细致有序。

2.注意力的发展

初入学的小学生注意力水平是有限的，注意的目的性还很低（无意注意），小学生的注意力在很大程度上被教学的直观性、形象性和教师所创设的教学情境所吸引。上课时，他们会思想"开小差"，做小动作；做作业时，也需要教师或家长的督促。随着学习活动的进行，有预定目的的注意（有意注意）逐渐在学习和其他活动中占据主导地位。四五年级小学生在课堂上可以根据学习活动和教师的要求将注意指向学习对象，有意注意由被迫状态提高到了自觉状态。

小学生注意的稳定性也在逐步发展。实验表明，在一般情况下，小学生有效注意力持续的时间随年龄增加而增加。在组织良好的教学中，小学高年级学生可以保持注意30~45分钟。

3.记忆力的发展

从幼儿期的无意记忆占主导地位发展到有意记忆占主导地位，是小学生记忆发展的一个特点。在小学低年级，无意记忆占有比较主要的地位。随着年级的升高以及学习、训练的影响，小学生的有意记忆明显得到发展，它的主导地位逐渐显著。一般而言，这个主导地位的显著表现是从三年级开始的。

随着小学生的有意记忆逐渐超过无意记忆成为主要的记忆方式，意义记忆所占的比例逐渐超过机械记忆而在记忆活动中渐居重要地位。由于理解意义与逻辑思维的理解能力有密切关系，因此，意义记忆占主导地位的关键年龄，往往与理解力发展的关键年龄一致，大约在三四年级。

小学低年级学生的知识经验还不丰富，他们在识记事物时常常表现为形象记忆。随着教学的影响、知识的丰富和智力的发展，小学生的抽象记忆发展也逐步超过形象记忆。

4.思维的发展

在5~7岁期间，儿童的思维过程经历了一场变革。这是一个从前运算思维向具体运算思维的过渡阶段。这一变革使得儿童可以在心理上完成某些活动，而不像过去那样必须由实际的身体活动来完成；也使得儿童能够在心理上进行活动的逆推。

进入具体运算思维阶段后，小学阶段儿童的记忆和认知技能得到快速发展。儿童的分析综合能力提高了，思维摆脱了自我中心，达到守恒是具体运算阶段儿童的主要成就。另外，对自己思维过程的认知以及学会如何学习的能力有所发展。

在这个阶段的初期，思维依赖于具体的对象和情境，只能孤立地认识事物的个别特征和表面现象。随着年龄增长和学习活动的深入，他们开始能够了解事物之间的联系，并根据种属关系对事物进行分类和简单的分析概括，甚至掌握一些抽象的概念等。这时，儿童的思维能力出现了一次质的飞跃，即逐步以具体形象思维为主过渡到以抽象逻辑思维为主。

总之，小学三年级之前偏重形象思维，10岁左右是形象思维向抽象逻辑思维过渡的转折期。

5.语言的发展

在语言方面，小学生对口头语言中语音的细微差别逐渐掌握，并开始进入书写语言发展时期。在教育、教学的影响下，小学生的词汇数量增加很快，对词义的理解越来越精确，语法运用逐步趋于合理、完善，言语表达更加连贯、生动和多样化。小学生不仅在母语的掌握上获得了长足进步，而且还有能力同时进行外语学习，这说明小学生的言语发展有很大潜力。

（二）情绪发展

情绪是和有机体的生理性需要相联系的内心体验，情感是同人的高级的社会需要相联系的内心体验。情绪和情感是不可分割的。一般来说，情感是在多次情绪体验的基础上形成的，并通过情绪表现出来；反过来，情绪的表现和变化又受已形成的情感的制约。小学生入学后学习变成了他们的主导活动，这种生活条件和教育要求的变化，使小学生的情绪、情感有了一定的发展。

1.情绪、情感内容的丰富性不断扩展

小学生通过学习活动进入了更广阔的天地，求知欲使他们兴奋、疑惑、惊奇，使他们的理智得到发展；同时也在学习中接受道德感和美感的陶冶。如语文课学习中，英雄的不屈斗志，科学家的钻研精神，运动员的夺冠毅力等都会感染和丰富小学生的情感。历史、地理、自然课的学习，激发了学生对祖国山河的热爱，探索宇宙奥秘的情趣，培养了热爱大自然、热爱祖国的情感。在集体生活中，良好的交往使小学生体验到集体主义情感、责任感、同伴友谊感等。

2.情绪、情感的深刻性不断增加

小学生情感深刻性的发展，表现为情感受事物的直接影响到受事物的间接影响。小学生的情感逐渐与一定的行为规范、道德标准、人生观、世界观等联系起来。例如，幼儿的互助友爱，在较大成分上是模仿成人的生活，是为了能在一起玩；小学生的互助友爱，则更大程度上是处于责任感，处于履行良好的生活准则。同是惧怕，幼儿可能怕黑暗，怕打针等，而小学生主要是怕做错了事挨批评，怕考试成绩不好等。在区分好坏时，小学生不仅看表面，还能开始运用一些道德标准去评价。低年级小学生多是根据外在表现评价。如对教师的评价，小学生常常是根据老师的外表、对学生是否和蔼、亲切等评判。到高年级的学生，更多以教师的教学水平和教学艺术为根据，看教师的教学态度是否认真负责等。小学生在团体活动中团结一致，为了集体荣誉尽最大力量；如果因个人的不良表现影响到集体成绩时，就会觉得自己不好，会感到内疚、自责、懊悔等。

3.情绪、情感的稳定性逐渐增强

小学生的情绪情感发展很明显，低年级的小学生，情绪情感由于具体情境不同而变化，喜、怒、哀、乐很容易从他们的表情上反映出来，表现为情绪不稳定，如在得到老师的表扬和夸奖后，常喜笑颜开；在被老师批评后，就会感到难为情，常低头不语或哭泣，但情绪反应往往很快恢复平静。因此，小学生的表情就是他们情绪情感发生变化的"晴雨表"，其情绪情感易受具体事物的支配，容易激动。如当同学们高兴时，自己也跟着高兴起来。大约在三四年级以后，小学生的热情开始分化，具有一定的选择性，减少了盲目性。大约到中高年级才逐步出现稳定的情感状态。高年级的小学生，情绪不再是短期、爆发性的了，逐渐产生了较长时间影响行为的稳定的情感反应。如受到老师的批评，不愉快的情绪可能维持一段时间。

（三）行为发展

行为是在一定动机的支配下，伴随一定意志而产生的行为举止。人的大部分行为是通过学习习得的。儿童入学后，学习成了他们的主导活动，学习是一种有目的、有任务的复杂活动，加上学校的集体生活时刻要求小学生有意识地控制和调节自己的行为服从集体的利益，促成了小学生行为的发展。

1.从单纯依靠外部的督促和约束逐步发展为发自内心要求的行为

小学生行为的动机和目的的自觉性、独立性是逐步发展的。低年级学生的自觉性比较差，他们不善于自觉调整行为，多是由家长、教师和学校集体提出行为目的和任务，并由成人监督执行的。随着儿童知识的增长和经验的丰富，中年级（一般指四年级）以上的儿童逐渐学会自觉地、独立地确立行动的动机及目的并支配自己的行动，但发展水平仍然很低，常常离不开成人的启发、帮助和检查执行，并表现出受暗示性或独断性。如儿童开始要靠爸妈的督促来搞个人卫生和按时完成作业，依靠老师的监督来认真听课。以后随着认识的提高，自己基本不用家长的监督就能自觉讲卫生，按时完成作业，自觉上好自习课和参加课外活动。

2.从简单的行为逐步发展为复杂的行为

儿童从进入小学的第一天起，就开始培养遵守课堂纪律，按时完成作业，放学排队回家等行为习惯。到三四年级形成了自习的习惯，能遵守交通规则，爱劳动和爱护公共财产；到高年级，一些更复杂的行为习惯也逐渐养成，如爱集体、爱科学，敢于揭露不道德的行为等。

3.行为意志的果断性逐渐发展

小学生行为意志的果断性还比较低，低年级的学生还不善于根据理智的考虑来决定自己的行为，易受外部环境的影响，易冒失和优柔寡断。从四年级开始，学生明显表现出行为的果断性。如低年级的学生在上自习课时，当有其他学生说话，马上也说了起来，就忘了课堂纪律。从四年级后，学生能主动遵守自习课纪律，当自己忙于写作业时有同学和自己说话，能够予以拒绝。但写完作业后，又能马上和同学聊起来，把课堂纪律又忘了。因此，在小学阶段，要求儿童按照一定原则、观点经过深思熟虑果断做出行为决定，还是比较困难的。

4.行为自制力随年级升高而逐步发展

自制力指自觉、灵活支配和控制自己行为的能力。低年级自制力平稳发展，中年级迅速发展，高年级再度处于平稳发展，但总体发展水平不是很高。低年级的学生，好的行为和不良行为常常相间出现。例如，他们有时能按时完成作业，有时却不能；有时能举手回答问题，有时却随口答话，使课堂秩序遭到破坏。随着年级的升高，对自己行为的自制力逐渐提高，有的发展成按时完成作业、上课积极举手回答问题、遵守纪律的好的行为习惯；有的发展成不写作业、上课说话等不守规矩的问题行为。

（四）道德发展

小学生道德品质的发展主要表现在道德意识、道德情感和道德行为的发展三个方面。

1.在道德意识方面发展的主要特点

（1）对道德知识的理解，从比较肤浅、表面的理解逐渐过渡到比较准确的本质的理解。但是整个小学阶段，这种理解的具体性不大，概括性较差。例如他们对"勇敢"和"冒险"，"胆怯"和"谨慎"分不清，他们常认为别人不敢做的事自己敢做就是勇敢，因而把爬树、爬墙、从高处跳下，甚至故意对抗老师等行为都看作是勇敢的举动。

（2）在道德品质的判断方面，小学生从只是注意行为的效果过渡到比较全面地考虑动机与效果的统一关系，其道德评价能力随年龄的增长而逐步提高。如三年级学生开始认为爱护公物即是保护国家的东西，五年级的学生认为爱护公物即是保护国家、集体的一切财产，开始以自己的是非标准来评价道德行为。

（3）道德原则的掌握上，从简单依赖于社会的、他人的规则逐步过渡到内心的道德原则制约，坚信道德规范的正确性并成为自己行为的指南，即道德信念的形成。小学三四年级，部分学生有了初步的道德信念，但不够明确和稳定。从小学五年级形成比较明确而稳定的道德信念。

2.在道德情感方面发展的主要特点

（1）随着年级的升高，道德情感水平逐步提高。

（2）小学三年级是道德情感发展的转折期，即一、三年级之间道德情感水平差异较显著，而三、五年级之间差异不显著。

（3）小学生对不同道德规范表现出的道德情感有差异，即道德情感发展具有不平衡性。其表现是义务感最强烈，荣誉感次之，良心和爱国主义感再次之，幸福体验最差。对小学生爱国情感的研究显示，小学低年级学生的情感往往由祖国的具体事物（如山河、大熊猫）所引发，情感比较单纯，常常只有一种体验（如喜欢或高兴）。高年级学生的爱国情感有了质的变化，情感的丰富性、鲜明性、敏感性和深刻性都有了较大的提高，并且有一定的内心体验。

3.从道德行为的发展来看，言行一致是儿童道德发展的总趋势

随着年龄的增长，儿童利他观念与利他行为之间的一致性逐渐增强，儿童分享、助人、合作行为显著增加。但小学各年级都存在言行不一致的现象，且越到高年级，言行一致与言行不一的分化越严重。这种言行脱节的现象在小学生身上出现是正常的，是需要教育者理解和加强辅导的问题。一般认为形成这种现象的原因较复杂，主要有：模仿的倾向、与成人的要求不一致；受外界不良因素的干扰；做事、控制自己的能力差。对三至五年级的学生来说，道德说教只影响他们的口头评述，对其行为没有作用。而成人的行为示范可影响儿童的行为。

（五）个性发展

个性特征是个人身上经常表现出来的本质的、稳定的心理特征系统，包括

气质、性格和能力等成分。

个性是一个人整体的精神面貌，是一个人生活经历的积淀和反映。随着孩子年级的升高，其个性特质越来越固定，个性倾向性也越来越鲜明。学业的成败、社交的能力、师长的态度、同伴的评价对儿童形成自信心理还是自卑心理有极为重要的影响。

有些家长不太喜欢认死理、表现自己、性格直爽等个性突出的孩子，他们可能更喜欢"顺从"型的学生。其实，孩子敢于表现自己，并没有什么不好。在现代社会，只有敢于坚持个人主见，有自己的人生追求，有自己的独特见解，才能做出一番事业。一个人如果凡事随波逐流、人云亦云，是做不成什么大事的。

从家庭教育的角度，要注意两个问题：第一，关注孩子个性结构发展的协调性和平衡性。防止孩子形成暴躁、嫉妒、任性、孤僻、怯懦、自卑、狭隘、神经质等个性特征。第二，关注孩子个性化和社会化的协调统一。把孩子个性形成放在社会化的大背景中考虑，既鼓励和发展孩子的个性特点，又使其个性特点符合社会化的要求。

1.小学生气质的特点

气质是人所具有的典型的稳定的心理活动动力特征。具体指心理活动的速度（如思维速度）、心理活动的强度（如情绪体验的强度、对刺激的耐受程度）、心理活动的稳定性（注意集中时间长短）和心理活动的指向性（如指向外部世界或内部世界），这些与生俱来的特征有规律地联系、组合便构成了一个人的气质类型特征。气质仿佛使一个人全部的心理活动染上了独特的色彩。具有某种气质特征的人，会在不同的场合、不同的活动中，表现出相同性质的心理活动动力特征。不同的小学生可明显表现出气质的差异。

胆汁质的小学生表现为精力充沛，情绪发生快而强，言语动作急促而难以自制，内心外露，率直、热情、易怒、急躁、果敢。多血质的小学生表现为活泼好动，情绪发生快而多变，表情丰富，思维语言活动敏捷，亲切、浮躁、轻率。黏液质的小学生表现为沉着冷静，情绪发生慢而弱，思维言语动作迟缓，性格内向，坚忍、执拗、淡漠。抑郁质的小学生表现为柔弱易倦，情绪发生慢而强，观察细致，感受性高而而富于自我体验，言语动作细小、无力、忸怩、孤僻。

任何一种气质类型都有积极的一面，也有消极的一面。如有的孩子有朝气，灵活，易与人相处，但缺乏一贯性；有的孩子虽敏锐、细致、体验深刻，但又较冷漠、多疑。因此，教师和家长了解并尊重学生和孩子的气质特点，对于建立和谐健康的师生关系和亲子关系、指导他们学习和生活、培养他们的健全人格等都具有重要的意义。

2.小学生性格的特点

性格是指人对现实的稳定的态度以及与之相适应的习惯化了的行为方式。在小学阶段，儿童已经逐渐形成了自己的态度特征，但还不够稳定，易受环境影响而发生改变。如对学习的态度，低年级的儿童会表现出明显的不稳定性；到高年级阶段，随着自我意识的发展，部分儿童对自我言行统一性要求增强，这种稳定性可以大大提高，并逐步成为稳定的性格特征。但仍有不少儿童的态度尚不够稳定统一，还不能形成明确的性格特征。小学儿童性格发展的总趋势是：① 性格发展水平随年级升高而逐渐提高；② 二年级到四年级发展较慢；表现出发展的相对稳定性；③ 四年级到六年级发展较快，表现出发展的迅速增长性。

三、初中生心理发展规律与特点

初中生身体的各个方面都在迅速发育并逐渐达到成熟，其心理的各个方面虽然也在发展，但相对生理发育速度来说则相对平稳，由此便造成了身心发展的种种特殊矛盾和表现，使他们面临一系列的心理危机。因此，这段时期的生命有时被描述为所有发展阶段中最不平静的、最有紧迫感的以及最为艰难的时期。

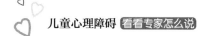
（一）生长爆发

初中生的身体发育很快，无论从身高、体重、体形及面部等都发生了很大的变化，这些变化使他们在外形上逐渐接近成人。据统计，在青春发育期之前，儿童平均每年长高 3～5 厘米，而在此阶段每年至少要长高 6～8 厘米，甚至可达到 10～11 厘米。两性在肩、髋、胳膊和腿的增长和变粗，内脏的增大、肌肉的发达就是体重变化的重要标志。第二性征的出现，初中生开始从童年的中性状态进入到两性的分化状态。对男孩来说，童年期的结束是以睾丸、阴囊和阴茎的增大为标志；而女孩则是乳房、卵巢和子宫的发育速度加快。

尽管在此期间，生理的发展趋势普遍相同，但是一些孩子的成熟明显早些，一些则相对较晚。出现的时间早晚对孩子有没有影响呢？究竟是怎样的影响呢？相关研究指出，早熟对男孩有一定的好处。早熟的男孩一般有更好的适应能力、更受欢迎、更自信、更有进取心，并且在赢得异性爱慕上也更为成功，也显示出了更积极的自我概念。相反，晚熟的男孩更容易躁动不安、更寻求关注、更少自信以及更消极的自我概念。而女孩相对不同，早熟女孩最初是处于不利的境地。早熟女孩更可能有着更差的自我概念，她们感到心情沮丧，她们更早开始约会，参加更多不受赞赏的活动，例如，喝酒、抽烟、转学以及毫不掩饰地关心她们的体重。

（二）矛盾性

初中生的生理发育迅速并基本达到成熟水平，但其心理发展的速度却相对缓慢（处于从幼稚向成熟的过渡时期），所以才造成了此阶段发展的种种矛盾的出现。

1.生理变化带来的冲击
随着青春期的到来，初中生身体上发生了巨大的变化，这必然给他们带来冲击和影响。

首先，由于初中生身体外形的变化越来越接近成熟，使他们产生了成人感，因此，在心理上他们也希望能够像父母、成人一样的独立，这种寻求角色的全新体验和获得中，他们往往会遇到困惑。

其次，由于性的成熟，初中生对异性开始产生好奇和兴趣，希望拥有亲密关系的情绪和愿望开始增强，并滋生了对性的渴望，但社会环境不允许公开表达并满足这种愿望，所以，原来的好奇和渴望被强烈的冲击和压抑所取代。

2.成人感与幼稚性的矛盾

生理上的急剧成熟，使初中生迅速意识到自己"已经"是一个成年人了，能够像成年人一样独立自主，不受父母和老师限制地决定自己的一切生活、学习和交往活动。由于这种成人感非常强烈，为了捍卫自己的承认"权利"，初中生们甚至会出现一些"神经过敏""防卫过当"的现象。他们迫不及待地要向周围的人证明自己已经不是个人云亦云、跟在老师和父母后面做"应声虫"的小孩子，而是一个与众不同、有自己主见的"大人"。尽管他们急于要大家认识到他们新的"成人形象"，他们在生活和学习中表现出来的行为和心理发展水平却远远不够成人的标准，依然带着浓厚的孩子气。即使是他们表达和理解成人感的方式，也具有明显的简单、片面、绝对化的特点，反映出明显的幼稚性。这些处在"心理断乳期"的孩子一边在"断乳"，一边也还是"恋乳"的。初中生的成人感往往只是在生活照顾和情感依赖方面比小时候更独立、更希望成人放手，与此同时，他们在精神的理解、支持和保护方面对成年人却是十分依赖的。

成人感和幼稚性的矛盾在初中生身上会作为主要的心理矛盾存在相当长的时间，成为影响初中生心理成熟的一个最为显著的内在因素。主要体现在如下几点。

（1）**与父母、老师的交流和沟通出现明显的反叛性和闭锁性**　心理学上把青春期称作"第二反叛期"。大多数孩子都会有对父母和教师的管教不认可、不服气、不照办、不接纳的心理或行为，只是程度和表现方式因人而异。初中生做什么事情都尽量避开父母，情愿个人待在自己的房间里，开始疏远父母、老师，有话不主动对成人讲，甚至将自己的东西上锁。

（2）**与同年龄伙伴的交往更为开放和密切**　向父母和老师闭锁的心事可能会毫无保留地告诉自己信任的同学，在这一点上，初中生又具有明显的开放性。由于把自己和父母、老师、关系一般的同学隔离开来，他们常常会体验到孤独和寂寞，迫切地需要别人的理解，由于交往范围的限制，多数初中生选择的倾诉对象还是自己班上要好的同学。现在由于网络的普及，越来越多的初中生通过网络结识朋友，这种隐蔽性很强的网上交友非常符合初中生的心理需要，但是其安全性是不容乐观的。

（3）**对异性同学既有好感又显紧张**　随着生理的成熟，异性同学开始出现相互吸引，彼此对对方都会感兴趣。但是这种兴趣在最初常常是以相反的交往形式表现的：故意的冷漠、不理不睬、保持很远的距离，或者表现出对异性同学的轻视，甚至对抗。在初中阶段的后期，不少学生会喜欢上班上或亲戚朋友中的一个异性的同学或伙伴。多数情况下这种喜欢也就是好感，甚至仅仅是自己心里的一个小小的秘密，随着年龄的增长、升学或者转学等因素它会自行淡化或消失。

（4）**自我意识方面的动荡性**　初中生的自我概念容易出现摇摆不定或走极端的特点。比如在勇敢和怯懦、高傲和自卑、否定童年和眷恋童年等心态之间飘忽不定。一时间觉得自己踌躇满志，具有独一无二的优越感；一时间又觉得自己一无是处，十分渺小。一时间盼望长大，嘲笑身边的小孩子、同学幼稚可笑；一时间又害怕长大，担心自己不能应付各种学习任务和社会要求。

（三）心理和行为偏差的普遍性

初中生感受着种种成长中特有的心理压力和烦恼，面临着各种心理矛盾的交织缠绕和重重包围，因此，这个阶段从心理发展的角度来讲，是一个容易出现行为问题和心理偏差的年龄。比如对自己的身体发育过度关注、对正常疾患有夸大的担忧，自杀这种在儿童期极为少见的念头和行为，从青春期开始直线上升，从15岁开始，青春期精神分裂症的患病率明显增加，其他一些如神经官能症、病态人格的发病率也在青春期这个阶段显著增多。因此，在心理学上，我们也常将这个"以不正常表现正常"的时期视为危险时期。

四、高中生心理发展规律与特点

高中阶段又称青年初期，是人生最宝贵的黄金时期，约从14、15岁开始到17、18岁结束。经过前几个阶段的连续发展，高中生生理发育上已基本成熟，在智力发展上也已接近成人水平，在个性及其他心理品质上表现出更加丰富和稳定的特征。青年人朝气蓬勃、精力充沛、充满热情，在生理和心理方面都趋于成熟，开始走向生活。这一阶段随着课业负担的加重，竞争的日益激烈，自身思维意识的发展，比较容易出现心理健康问题。因此，只有注重考虑高中生的心理发展特征，才能发挥心理健康教育的主动作用，引导高中生的心理朝着积极、健康的方向发展。

（一）高中生心理发展的主要表现

1.智力的迅速发展

高中生的感觉、知觉灵敏度、记忆力、思效能力不断增强，逻辑抽象思维能力逐步占主导地位，他们开始以批判眼光来看待周围的事物，有独到见解，喜欢质疑和争论。这个时期他们开始思考人生和世界，提出许多有关"人生目的""人生意义""生活理想"等一类的问题。由于这些问题的解决是一个充满矛盾的过程，所以他们常常会为此感到苦恼、迷茫、沮丧与不安。

2.自我意识增强

随着知识的积累，智力的发展以及独立安排生活道路这一客观要求的逼近，高中生的自我意识日渐成熟，他们倾心于认识自己的身心发展，独立的评价自己和他人，并逐渐克服评价的片面性，力求全面分析，逐渐形成稳定的性格特质。

3.情绪、情感趋向成熟

高中生的情绪与情感已逐渐趋向于成熟和稳定，但与成人相比又显得动荡不稳，这个时期的学生办事积极、富于热情、情感易被激发、行动迅速，表现为奔放、果断。但由于生理和自我意识上的急剧变化，有时学生的情感、情绪容易过于激动，随着智力的不断增长和社会需要，学生慢慢形成许多具有明确道德意识的社会性情感，如集体荣誉感、社会责任感、义务感和民族自豪感等，其深刻性和持久性明显提高。由于对情感的自我调节和自我控制能力的提高，高中生的情感逐渐走向成熟。

4.意志发展迅速

高中生遇到困难时，往往乐于独立思考，想办法克服困难，表现出良好的主动性，不像儿童那样轻易求助人。同时，高中生控制和支配自己行为的能力也逐渐增强，当然有时也表现出冲动。他们勇于求成，凡事不肯轻易认输。

5.言行趋于完善和成熟

言语和行为是表达高中生心理发展状况的重要标志。高中生的词汇已很丰富，且内容日渐深刻；语言表达中的独白言语趋于完善；书面语言表达趋于成熟，内部言语表达已达到完全"简约化"的水平、这个时期的学生要求完全摆脱成人的干预，独立行事；要求社会承认他们行为的社会价值；要求良性交往、恋爱等。他们要求像成人一样的参与社会生活，但又往往不善于控制自己的行为，特别是在情感受到挫折时容易冲动。

6.性意识的发展

高中生经历短暂的异性疏远和相斥之后必然是渐浓的关注和接近。男女生开始注意异性对自己的态度，往往在异性面前表现自己，以博得异性的好感。此时期的少男少女正处在钟情、思春的朦胧状态。他们对异性的关注具有好奇性、实验性和盲目性。这个阶段的大多数学生还没有对特定异性的倾慕，但也有少数男女生开始出现了恋爱。这时性机能虽然日趋成熟，但正确的道德观和恋爱观一般尚未形成，如果他们之间的正当交往受到压抑，又受到不良影响，对异性的神秘感和好奇心可能诱导他们有越轨行为和不正当的交往关系。

（二）高中生心理发展的基本特点

1.不平衡性

青年期是个体在生物性和社会性的发展正走向成熟的时期。作为青年初期的高中生，正处在从幼稚的儿童期向成熟的青年期过渡的时期，处于从儿童向外界获得时期转变为向对应的内部获得时期。在这一时期，高中生的生理发展迅速走向成熟，而心理的发展却相对的落后于生理的发展，他们在理智、情感、道德和社交等方面，都还未达到成熟的指标，还处在人格化的过程中。也就是说，高中生的生理与心理、心理与社会关系是不同步的，具有异时性和较大的不平衡性。

2.动荡性

高中生生理、心理发展的不平衡性，以及生理和某些心理发展通道德或其他社会意识发展之间的不平衡性，一方面创造了个性发展以及道德和社会意识发展的条件，但另一方面也造就了高中生心理过程的种种矛盾和冲突，表现出一种成熟前的动荡性。例如，他们思维敏锐，但片面性较大，容易偏激；他们热情，但容易冲动，有较大的波动性；他们的意志品质在发展，但在克服困难中毅力还不够，往往把坚定与执拗、勇敢与蛮干混同起来。在行为举止上表现出明显的冲动性，是意外伤亡率最高的年龄阶段。在对社会、他人与自我之间的关系上，常易出现困惑、苦闷和焦虑，对家长和老师表现出较普遍的逆反心理和行为。另外，生理上的剧烈变化，会带来所谓"青春期骚动"，出现强烈的情绪反应和剧烈的"性困扰"，心理疾病的发病率较高。

3.自主性

高中生随着身体的迅速发育、自我意识明显增强、独立思考和处事能力的发展，在心理和行为上表现出强烈的自主性，迫切希望从父母的束缚中解放出来，开始积极尝试脱离父母的保护和管理。他们具有很强的自信心和自尊心，在对人生与社会的看法上，也有了自己的主张。他们已不满足于父母、老师的讲解，或书本上现成的结论，对成人的意见不轻信、不盲从，要求有实事求是的证明和逻辑的说服力。对许多事物都敢于发表个人意见，并常为坚持自己的观点而争论不休。

4.前瞻性

青年时期是连接过去与将来的中间环节，是从过去通向未来的过渡阶段。处于青年初期的高中生有着最广阔的未来前景和最佳的前景距离，他们对发展与未来充满了憧憬和向往，发展与未来是高中生最向往也是最广阔的领域。这种面对未来的前瞻性使得高中生特别富于理想，它引发高中生迫切地追求自我实现。

5.进取性

由于生理上的迅速发育成熟，加上心理上的迅速发展，使得高中生精力充沛、血气方刚、反应敏捷、上进心强、不安现状、富于进取，颇具"初生牛犊不怕虎"的劲头。他们乐于开拓、敢于创新、积极向上。

6.闭锁性

高中生不像儿童时期那样经常向成人敞开自己的心扉，他们的内心世界变得更加丰富多彩，但又不轻易表露出来，心理的发展呈现闭锁性特点。他们非常希望有单独的空间，有个人的抽屉，并喜欢把抽屉锁起来，好像有什么秘密似的。他们不大爱对长辈说话了，喜欢自己写日记。这种心理发展的闭锁性使得高中生容易感到孤独，因此又产生了渴望被人理解的强烈愿望。他们热衷于寻找理解自己的人，找志同道合的知心朋友，对知心朋友坦率地说出内心的秘密。

7.社会性

与小学生和初中生相比，高中生的心理发展越来越多地受到社会的影响，他们对社会现实生活中的很多现象都感兴趣，喜欢探听新鲜事，很想像大人一样对周围的问题做出褒贬的评论，对社会活动的参与日益活跃。喜欢"假如我是校长""假如我是班主任"这类角色扮演活动，对自治、自理、自立、自行结社、创办协会及刊物等的要求，充分表明他们思考问题已远远超出了学校的范围，做集体、国家主人的思想日益强烈，尤其是对未来生活道路的选择，成为他们意识中的重要问题。他们在考虑未来的志愿及抉择时，更具有现实性和严肃性。而这种对未来生活道路的选择，对高中生心理发展的社会性具有极其重要的影响。

第二节　什么是儿童心理健康

一、儿童心理健康标准

世界卫生组织对健康下的定义是："健康不仅仅是没有疾病或虚弱，而是身体上、心理上和社会上的完好状态"。此定义提了健康的三个要素：一是无躯体疾病；二是无心理疾病；三是具有适应社会的能力。因此健康必须包括躯体健康与心理健康两部分。

（一）幼儿期儿童心理健康的标准

能按成人的要求去观察事物，记得快、记得住、记得对。能就具体直观的事物进行概括。肯动脑筋，想象力丰富，善于对周围事物和现象提出各种问题，并能解决一些日常生活和学习中的简单问题。具体表现如下。

1.爱父母，爱老师，爱小朋友，能恰当地表达自己的喜怒哀乐。

2.对人有礼貌，会用礼貌用语，有同情心，适度怕羞。

3.跌跤或受点轻伤都不哭，游戏输了不胡闹。

4.不惧怕黑暗和某些形象怪异的小动物。

5.不以满足自己的需要而提出过分的要求，热爱劳动，爱惜物品。

6.喜欢种花和饲养小动物，喜欢听音乐、看图册、唱歌、跳舞、绘画和参加各种智力游戏，并能从中感到快乐。

7.能对自己的行为作具体、简单的评价，能分清自己的和他人的东西。

8.服从约束，能接受别人的批评和建议。

9.与大家在一起时比一个人独处时愉快，能遵守游戏规则和顺序，在玩法上服从大家的意见，懂得同伴的感情和需要，不故意找别人的麻烦，肯帮助其他小朋友，能为小朋友取得成绩而高兴。

10.在新环境或不熟悉的人面前，不过分的拘束害怕；不向小朋友、客人要东西吃。

11.能自己到商店去买一些简单的生活日用品，能在车辆较多的马路旁的人行道上独自行走。

（二）小学生心理健康的标准

1.智力发展正常，能接受并适应小学阶段的学习、生活

学习活动与游戏不同。学习是在教师指导下，有目的、有系统地掌握知识、技能与行为规范的活动。孩子不仅要学习自己感兴趣的知识，而且还要学习自己不感兴趣但又必须掌握的知识。因此，要求孩子智力水平必须正常，能够客观地观察外界事物，不断提高观察事物的选择性水平，观察时间应逐渐延长。要有一定的理解能力和表达能力，经过提示，想象中的创造成分逐步增加。注意力有一定的稳定性，愿意学习、乐于学习。

2.情绪、情感日趋稳定

6、7岁至11、12岁的孩子，不应有易哭易笑的幼儿情绪表现。年龄增大，

情绪也应逐渐稳定，但仍有一定的外露性、冲动性。有集体荣誉感，责任感、友情不断加深。不自卑、不嫉妒，活泼、热情、积极向上。与学习、交往等有关的社会性情感日益占主导地位。

3.有一定的自制力，遵守小学生行为规范

遇到困难、挫折能想办法克服，不完全依赖别人帮忙。懂得约束自己的行为，上课时能管住自己。集体活动中不随心所欲，服从活动的规则、要求。当自己的要求不能立即得到满足时，有一定的忍耐力。有较好的学习习惯，不逃学、旷课。能够遵守小学生行为规范。

4.有初步的自我评价与评价他人的能力

这一年龄段的孩子的评价能力有了一定的发展，基本上能从动机、效果两方面去评价别人的行为。自我评价的独立性、批判性有所发展，了解自己的长处和不足，有自尊心。有初步的自我管理习惯，没有或较少有偏差行为。

5.乐于交往，不感到孤独

交往中有初步的交往规范，能与同伴友好相处。朋友关系变化不过于频繁，一旦有了矛盾，解决后还会和好如初。关心别人、关心父母。喜欢生活，能适应变化的环境。没有孤独感、压抑感。

6.反应适度、行为正常

反应与自己的年龄相符，与受到的刺激大小相符合。例如，得到一个好分数，谁都会高兴，拍拍手，跳几下是正常的，但如果持续时间过长，不能自制，就显得过分了。所以，行为表现应与年龄特征相吻合。

（三）初中生心理健康的标准

1.认知能力发展正常，智力水平在正常值以上

有强烈的求知欲，乐于学习；对新问题，新事物有兴趣和探索精神，

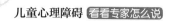

表现出能动性。智力各因素在活动中能够有机结合，积极协调，正常地发挥作用。

2.情绪稳定，乐观，心情愉快

积极情绪多于消极情绪，使自身保持乐观，积极，向上的心态；情绪反应适度，有适当的引发原因，反应强度与引发情境相符合。能有效调节和控制情绪的质、量、度，使其能在适当时间、场合恰如其分地表达，既能克制约束，又能适度宣泄，不过分压抑。

3.意志健全，有较强的行动的自觉性、果断性、顽强性和自制力

在活动中有自觉目的，而不是缺乏主见或盲目决定，一意孤行；执行决定中能及时决断，并根据变化的外界环境随时调整决定。能以坚韧不拔的毅力克服一切困难和挫折，实现既定的目标；同时能有效地控制，调节自身的心理活动，使之符合实现目标的要求。

4.自我观念正确，具有健全统一的个性

对自己的认识比较接近现实，不产生自我同一性混乱；能愉快地接受自己，对自己的生活、学习、现状和未来有一定程度的满足感和发展感；以积极进取的人生观作为个性的核心，把自己的需要、愿望、目标和行为统一起来。

5.和谐的人际关系

乐于与人交往，既有稳定广泛的一般朋友，又有无话不说的知心朋友；在与人交往中不卑不亢，保持自己的个性；宽以待人，乐于助人，客观评价自己和别人。取人之长，补己之短；积极的交往态度多于消极态度；有必要的心理准备，在复杂的人际关系中保护和发展自己。

6.较强的适应能力

能和集体保持良好的接触和同步关系，自己的需要和愿望与社会的要求、集体的利益发生矛盾时，能迅速自我调节，谋求与社会协调一致，对社会现

状有较清晰的认识，明确自己所处的位置；学会调控解决生活中遇到的各种问题，掌握排解心理困扰、减轻心理压力的方法；学会学习，掌握学习的方法与策略，能够优化和调节自己的学习过程，能够调控自己的学习心理状态，开发潜能，达到良好的学习适应。

（四）高中生心理健康的标准

1.有正确的自我观念，能了解自我，悦纳自我，能体验自我存在的价值

心理健康的高中生，不仅能现实地认识自我，承认自我，接受自我，而且还要有自知之明。对自己的能力、特长和性格中的优缺点，能做到客观、恰当地自我评价，即不自傲，又不自卑。能正视现实，生活、学习目标符合实际，不怨天尤人，也不自寻苦恼。对自己的不足或某些无法补救的缺陷，能正确对待，安然接受。

2.乐于学习、工作和生活，保持乐观积极的心理状态

心理健康的高中生应乐于学习、工作和生活。能把自己的智慧和才能在学习、工作和生活中发挥出来，取得成就，获得满足感。能够从自己实际情况出发，自觉完成学习和工作任务，而不以此为负担。在遇到困难时，能努力去克服，争取新的成就。

3.善于与同学、老师和亲友保持良好的人际关系，乐于交往，尊重友谊

心理健康的高中生往往表现出乐群性，有人际关系交往的欲望。能与周围的人建立良好、稳定的人际关系，在交往中互相理解，互相尊重，团结互助，对人善良、诚恳、宽容、公正、谦虚有爱心。能尊重他人的权益和意见，正确对待他人的短处和缺点，善于与各种类型的人相处。

4.情绪稳定、乐观，能适度地表达和控制情绪，保持良好的心境状态

心理健康的高中生主导心境始终处于轻松、活泼、快乐的状态。虽然因学习、生活中的挫折、失败或不幸，也会有悲、忧、愁、怒、烦等消极情绪体验，但不会长期处于消极、悲观不可自拔的体验中，更不会因此而轻生。善于适度的表达和控制自己的情绪，能随时排解各种烦恼，喜不狂、忧不绝、胜不骄、败不馁、谦而不卑、自尊自重。决不因一时冲动而违反道德行为规范，能在社会规范允许的范围内，满足自己的合理需要，保持稳定、乐观的情绪。

5.保持健全的人格

人格健全的高中生心理活动和行为方式处于协调统一之中，有正确的人生观，能以此为中心，把需要、动机、目标和行为统一起来，乐于生活、学习，兴趣广泛，性格开朗，胸怀坦荡，办事机智果断，表里如一，行为上表现出一贯性与统一性。

6.面对挫折和失败具有较高的承受力，具有正常的自我防御机制

心理健康的高中生在遇到挫折和困境时，能够表现出较高的耐受性和平衡性，不因此而影响或改变自己的目标和正常的学习生活。能驾驭自己的情绪，以良好的意志力，克服前进中的困难。自觉运用自我防御机制，随时可排泄影响学习和健康的情绪困扰，消除各种焦虑、紧张、恐惧、烦恼等情绪现象，使其心理保持良好的平衡状态。

7.热爱生活、热爱集体，有现实的人生目标和社会责任感

心理健康的高中生珍惜和热爱自己的学习生活，积极投入有乐趣的生活中，自信自己的存在对社会、对国家有意义、有价值。能坚持不懈的努力，从事有意义的事业，遵守社会公德，维护国家利益，勇于承担社会义务，善于发挥自己的聪明才智为社会服务。

8.心理特点、行为方式符合年龄特征

心理健康的高中生，其认知活动、情绪反应、性格特征等心理特点以及行为表现应与其年龄阶段相符合，与其充当的社会角色相适应，保持一定年龄阶段的共性与个性的统一。

9.能与现实的环境保持良好的接触与适应

心理健康的高中生能够面对激烈的社会竞争和快节奏的生活，保持良好的适应状态。能够根据客观的需要，主动调整自己的言行，在暂时无法改变客观环境的情况下，能主动改变自己，以适应社会环境的需要，保持平衡的心态，并能精力充沛地投入到学习和生活中。

10.有一定的安全感、自信心和自主性，而不是过强的逆反状态

心理健康的高中生能保持相对稳定而常态的生活方式，不因生活的变故和学习环境、学习任务的改变而产生过度的焦虑和思危心理及不必要的负担。能坦然处事，保持安宁的心理状态。善于合理的提出和表达自己的意愿及要求，不盲目冲动，不表现与成人的反抗对立的情绪。能有效地控制和改变消极的逆反心理与行为，使之健康地成长。

二、影响儿童心理健康的因素

（一）生物因素

生物因素是心理健康的物质基础，与脑和内分泌系统的正常发育有着密切的关系。母亲妊娠期间接触有害物质，婴儿出生时脑缺氧及其后的并发症、脑损伤等影响脑正常发育的危险因素，都与儿童青少年心理问题相关联。

（二）家庭环境

家庭不仅提供儿童青少年生活上的物质保障，而且对儿童青少年身心健康起着重要的作用。影响儿童青少年心理健康的因素有父母抚养方式、父母的行为、家庭成员的亲密程度、家庭的社会经济水平等。具体详见本章第三节。

（三）学校环境

学校作为儿童青少年学习的主要场所，在其身心发展过程中发挥着重要作用，学校在形成儿童青少年的自尊、自我效能和支配生活的能力上起着特别重要的作用。

（四）社会环境

社会和文化因素影响儿童青少年社会适应过程，社会经济地位、文化、战争、恐怖事件和传媒等对儿童青少年心理健康发展产生强烈的影响。

（五）自身因素

目前研究表明，儿童的气质特点、个性特征及躯体健康情况等均有可能影响儿童的心理健康状况。在气质特点的基础上，在家庭、学校及社会等环境因素的影响下，儿童会日益表现出不同的个性特征，有些儿童性格内向、安静，有些儿童性格外向、活泼，有些儿童则表现胆小怕生等。其中某些个性特征可能会影响儿童的健康发展，使儿童易于出现心理方面的问题或障碍。如：有的儿童个性强，好胜，对任何事物都要求完美；有的儿童个性自卑，缺乏自信心，总觉得自己不如他人，沉默寡言，郁郁寡欢，很少主动与同学交往；还有的儿童唯我独尊，自我中心，心目中没有父母、老师、同学，自私自利，不关心他人，喜欢推脱责任，并常迁怒于他人。这些不良的个性特征均有可能影响儿童与他人的社会交往、学校的适应及健康人格的发展和成熟，使儿童可能出现心理方面的问题，影响儿童的心理健康。

慢性躯体或神经系统疾病也可能影响儿童的心理健康。慢性躯体或神经系统疾病可能直接或间接影响儿童的中枢神经系统，使儿童出现精神心理症状。同时，也可能使患儿对疾病产生过重的负担和顾虑，影响儿童的情绪。另外，家人教养方式的改变，如对儿童过于迁就、溺爱，使儿童出现任性、依赖等心理行为方面的改变。

第三节　家庭对儿童心理发展的影响

　　家庭是社会的重要组成部分，在社会中扮演着举足轻重的角色，对于儿童的心理健康发展有着重要的意义。家庭是儿童出生的摇篮，父母是儿童的第一任老师，作为社会细胞的家庭是儿童个性形成与发展的最重要的场所。家庭对儿童心理的影响是多方面的，这些影响塑造着他对社会、对别人、对自己的各种态度和行为方式。

　　影响儿童心理发展的家庭因素可以分为直接因素和间接因素。直接因素主要指亲子之间形成的依恋与父母的教养方式；间接因素主要有家庭结构、家庭环境、家庭气氛等，这些对儿童的心理分别产生了不同程度的影响。

一、依恋

　　依恋是婴儿与主要抚养者（通常是母亲）间的形成的最初社会性联结。这种联结主要是从婴儿6个月大时开始，婴儿最喜欢与母亲在一起，与母亲的接近会带来婴儿最大的舒适感和愉快感，而与母亲分离则会带来最大的痛苦。陌生人出现时婴儿会不自觉地寻求母亲的保护。良好依恋的形成会给婴儿提供最大程度的安全感，并对儿童的良好发展发挥深远的积极影响作用。

1.安全型依恋

　　这类婴儿与母亲在一起时，只是偶尔需要与母亲靠近或接触，更多地时候通过用眼睛看母亲、对母亲微笑来交流。母亲在场就可以给婴儿足够的安全感，这种安全感可以让他在陌生的环境中进行积极、主动的探索；对陌生人的反应也比较平和、积极。当母亲离开时，婴儿表现出苦恼、不安；当母亲回来时，婴儿会立即寻找与母亲的接触，接受母亲的抚慰，然后继续去做游戏。

2.回避型依恋

这类婴儿对母亲在场与否都无所谓，母亲离开时，他们并不表示反抗，很少有紧张、不安的表现；当母亲回来时，也往往不予理会，表现出忽视母亲，自己单独活动。这类婴儿对母亲并未形成特别密切的感情联结，需要特别关注。

3.矛盾型依恋

这类婴儿每当母亲要离开前就很警惕，当母亲离开时表现得非常苦恼、极度反抗，很短暂的分离都会引起大喊大叫。但是母亲回来时，婴儿对母亲的态度又是矛盾的，既寻求与母亲的接触，但同时又反抗与母亲的接触，也很难重新回到先前的游戏中去。

依恋是幼儿出生后最早形成的人际关系。大多数研究发现，形成非安全型依恋的儿童出现情绪和行为问题的概率远远超过了形成安全型依恋的儿童。在婴儿期形成安全型依恋的孩子，在幼儿期探索的热情较高，在做假装游戏时想象力更丰富，在解决问题时更有耐心、灵活性也较高。入园后，自尊水平、社会能力、与其他儿童的合作性、受欢迎程度、同情心等都较高。相比较来看，回避型依恋的孩子则比较孤立，不喜欢与人合作，矛盾性依恋的孩子则表现出较多的攻击行为，对幼儿园适应困难。

二、家庭教养方式

在家庭系统中，父母的言行对孩子的行为和个性都产生直接或间接的影响，他们教育孩子的观念和方式对孩子社会化的进程发挥着极为重要的影响。当代城市子女家庭的教养方式大体分为6种类型：溺爱型、过分保护型、干涉型、放任型、否定型和民主型。

1.溺爱型

案例

扬扬小朋友，和爸爸妈妈、爷爷奶奶住一起，天生体质差，常犯哮喘，受到长辈细致的呵护和宠爱。在班上，好凳子是他坐的，画笔是他先拿的，排队是他排第一的，未达目的就发脾气，捣乱、躺地板。在与家长的沟通中了解到，由于孩子的身体以及祖孙三代同堂的原因，孩子倍受家人的宠爱，奶奶腿脚犯风湿，上楼都不方便，却得抱孙子上学，孩子打人、骂脏话也无所谓，班级亲子活动中孩子做些无理的行为，妈妈笑眯眯地看着，却毫不制止……

长期的溺爱型教育方式会导致孩子形成极度懒惰的作风，自理能力极差，养成对旁人指手画脚、一切以自我为中心，不求进取，不努力的不良习惯。行为表现为：集体活动中自私、注意力不够集中、不服从、易冲动、对任何事缺乏动力。在心理发展上，孩子会无法形成健全的、积极的、自由发展的个性和人格，心理上难以成熟，在今后的生活中表现出任性、自私、为所欲为、好夸口、无责任感、无进取心等，最终造成在竞争日益激烈的社会里难以找到自己合适的位置，难以发展。

2.过分保护型

案例

航航小朋友，在幼儿园里，饭没有老师帮助喂几口是吃不完的；衣服反了没有老师将它反过来是不穿的；上溜冰课时如果没有老师的关注，鞋子就不会在脚上；操作活动没有老师在一旁就无法进行。通过与家长的沟通，我们了解到：航航从小班到大班在家时自己的事不用动手，全由"千手观音"爷爷包办了，衣来伸手、饭来张口，由于体质不太好，家长的照顾过于精心，常替孩子拿主意。

此类教养方式的父母为孩子言行画框框、定条条，其结果只能阻碍孩子独立性的发展和个性的养成，长此以往会导致孩子产生不良习惯和不思进取的思想状态，性格表现为缺乏主见、脆弱、依赖性很强，缺乏思维的批判性，做事没主见，人云亦云，独立性差，缺乏创造性和想象力，最终也会导致社会适应能力差。

3.干涉型

案例

丽丽小朋友，由于父母的离异，孩子判给了妈妈。妈妈身心扑在孩子身上，工作之余就是面对孩子，陪孩子学这学那，下了课必须回家拉琴半小时，吃饭不能说话，不能爬沙发、不能玩男孩的抓跑游戏……孩子在幼儿园很文静，见人怯生生的，与老师交谈是用点头摇头表示，集体活动时总是排在最后，不参与。

干涉型的父母常对孩子实施"高压政策"，强调绝对服从父母的意志，对孩子的日常活动干涉过多，管教过于严厉。教育中对孩子态度生硬、方式方法简单，只从自己的主观意志出发，强迫孩子接受自己的看法与认识，不考虑孩子的心理愿望，不考虑孩子自身的心理感受，用命令式的言行使孩子接受自己的看法和认识，经常以打骂、体罚来使孩子就范。这种教养方式下的孩子经常处于被动、压抑状态，缺乏自制能力，会形成两种截然不同的性格：一种表现为顺从、懦弱、缺乏自信、缺乏自尊、孤独、性格压抑、心理自卑，遇事唯唯诺诺，缺乏独立判断和处理的能力；另一种表现为逆反心理强、冷酷无情、有暴力行为。通常孩子在学习方面处于被动，成绩很差。

4.放任型

案例

胜胜小朋友，是一个非常聪明、可爱、乖巧的孩子，然而他在班上的表现实在让人头痛，自由、任性，想干什么就干什么，从不受任何约束。上课时，发出怪声；吃饭时，把吃剩的骨头放进别人的碗里；睡觉时，在床上跳来跳去；游戏时，捣乱打人更是家常便饭。有时简直是拿他没办法，一犯错误被老师发现，他承认起错误来比谁都快，而且态度诚恳得令人感动，当然，再次犯错误的速度更是使人吃惊。经过了解后，发现孩子的妈妈在单位比较忙，爸爸常和朋友聚会，没时间陪孩子，就常无原则地买东西给孩子玩，常带的外婆、外公、爷爷、奶奶根本管不住，孩子在家里常常是自己玩自己的，爱干什么就干什么。

放任型的父母认同"树大自然直"的观念，对孩子采取漠不关心、放任自流的教养方式。这种现象多存在于工作繁忙、交际应酬多、业余时间少的父母，一心扑在自己的工作学习上，忽视孩子的内心世界和需要。很少与孩子交流沟通，对孩子的行为与学习也不关心，很少去管孩子。这种教养方式下的父母由于与孩子缺乏交流，对孩子的各种言行了解甚少，即使孩子有不良行为也不加干涉或过分迁就，造成孩子缺乏来自父母正确的德育教育，不利于培养孩子的社会道德，孩子容易形成各式各样的性格和人格。大多数孩子表现为性格内向、情绪不安、对人冷淡、兴趣狭窄、缺乏理想。与人交往产生挫折后，易产生对立、仇视情绪，从而发生侵犯行为。

5.否定型

案例

帅帅小朋友，个子在班上最高、年龄最大，妈妈是全职家庭主妇，爸爸是工人。妈妈寄希望于他什么都比别人强，要求不免严厉了些，接孩子时的第一句话是："今天有没有干坏事，老师有没有批评你"，要求孩子背三字经，背不出来就打手心，不能吃饭、不能出去玩。孩子在幼儿园不爱发言，不爱和小朋友沟通，但是上课时会捏附近小朋友的手臂，被老师发现不敢承认。

这种类型的父母存在"打是亲、骂是爱""不打不骂不成器"的思想，管教过于严厉，对孩子否定多于肯定和鼓励，经常批评、责怪、打骂孩子，使孩子较少接受正面的教育引导。长期的否定导致孩子的上进心和自尊心受到伤害，自我接纳程度较低，有自卑心理，认为自己不如别人，总是甘愿落后，在学业上不思进取，对自己的前途常怀恐惧无望之心，对生活和人生的态度也发生改变，常觉得自己的生活和人生暗淡无光，没有激情和兴奋点。

6.民主型

案例

玲玲小朋友，聪明机灵，学什么像什么，兴趣广泛，画起画来神采飞扬，写起字来有板有眼，性格开朗、活泼，有同情心。小姑娘自小由父母自己教养，父母在教育问题上很重视，让孩子先说"我想学这个本领"才进行兴趣培养，并分工合作，重视孩子习惯的培养，对待孩子的教育问题格外认真，对孩子有一定的纪律要求，让孩子参与商量家庭大事，如家里买什么样的摩托车，今天全家有什么活动，给生日的奶奶选什么礼物等。

民主型父母给孩子自由发展空间，平等地对待、尊重和信任孩子，能与孩子相互沟通，交流各自的看法，鼓励孩子上进，孩子可以按照自己的爱好和兴趣发展，父母也为孩子的发展提出建议，理性地指导孩子成长，对其缺点错误能恰如其分地批评指正，以提高孩子的认知能力。父母遇事总是先给孩子讲道理，从不打骂。即使有时候父母错了，也会真诚地给孩子道歉。实践证明，在温暖、民主、宽松的父母中成长，能使孩子的个性得到充分发展，也容易产生发挥自身潜能的动力，在学习上表现出的主动性也较强。最有利于孩子成长的是民主型的教养方式。在这样的家庭中长大的孩子，易于形成健全的个性、健康的心理，自我接纳程度较高，相应地自信心、自尊感和成就欲望都比较强，容易形成敢想敢说敢干的创新精神和实践能力，求知欲高、好奇心强并极具创造性。

三、家庭结构

家庭是以婚姻、血缘关系为纽带构成的群体，组成家庭的结构因素主要有家庭成员的数量、代际层次、夫妻数量等。家庭结构类型的不同将会影响儿童心理的发展。

1.单亲家庭

在单亲家庭中，由于离异或丧偶，父亲（或母亲）对家庭生活悲观失望、心灰意冷，对待孩子要么不闻不问、放任自流，使孩子从小失去父母的爱和家庭的温暖；要么把自己全部的爱和希望寄托在孩子身上，对孩子过分娇惯、溺爱，不重视孩子心理的健康发展。有研究发现：单亲家庭儿童比一般家庭儿童更易出现心理和行为问题。单亲男孩出现问题偏向于外向性，即男孩在心理上感到有压力和自卑时，更容易表现出违纪和敌意的行为，如撒谎、逃学、打架斗殴等；女孩则偏向于内向性，以逃避和转移的形式缓解内心的压力，表现为幼稚行为、依赖大人、被人戏弄、不与同龄儿童相处、寂寞不合群。

2.独生子女家庭

由于独生子女物质条件好，家庭教育抓得早，具有与非独生子女显著不同的特点，其中突出的优势是：普遍具有较广泛的兴趣爱好，思想开放，主动性、自主性强，社会交往也活跃，喜欢表现自己，入学后能遵守纪律，关心集体，希望得到鼓励，但也存在一些如任性、依赖性强、坚持性差、自私、不合群、胆小以及人际关系紧张等不良的个性特点。

3.二胎家庭

随着"全面二孩"政策的开放，我国将有越来越多的家庭生育第二胎。二胎家庭与独生子女家庭一个显著的区别在于出现了新的家庭成员关系，即同胞关系。

积极的同胞关系包括亲密、亲社会行为、合作、喜爱、相似、尊敬等方面，有利于儿童的心理健康，增强个体的自尊和生活满意度；消极的同胞关系含有争吵、敌对和竞争等成分，不利于儿童的心理健康，促使儿童焦虑或抑郁情绪的发展，增加儿童物质滥用、行为不良和攻击的可能性。

4.多代际家庭

家庭代际在三代或三代以上，隔代的爷孙较父子之间更容易建立联系和沟通。究其原因，可能是父母更关心孩子的教育，望子成龙的心情导致其过多地指责孩子的错误。而爷爷、奶奶对待孙子则是溺爱、顺从多于要求，这柄保护伞强化了孩子对父母要求的抵制行为，容易使孩子养成任性、拒绝等个性特点。

近年来，随着人们工作的需要，家庭结构呈现为主干家庭的特殊形式——隔代家庭，父母外出后留守儿童会表现出一些心理上的问题，年龄越小的孩子表现越明显，女生比男生表现得更明显些。比较突出的心理问题主要有情绪问题、交往问题和自卑心理等。留守儿童的心理、性格极易走向极端，要么自卑心理严重，性格孤僻内向，胆小怕事；要么自觉性极差、任性、倔强，缺乏热情和同情心，道德滑坡现象严重。

四、家庭环境

家庭环境是儿童成长的重要环境，对儿童心理的发展都有不可忽略的影响。

（一）家庭社会经济地位

父母的经济地位不同，教养观念与行为也存在差异。低社会经济地位的父母多倾向于控制儿童，对儿童使用权威、武断专横或体罚，生活中多强调儿童的顺从、少惹麻烦；高社会经济地位的父母对儿童则比较民主，重视培养儿童的理想、独立性、好奇心、自我控制能力、创造性等，注意与孩子之间进行言语交流，喜欢给儿童讲道理，能够通过角色转换理解儿童，对孩子的情感投入较多。

有研究指出，贫困条件下生长的儿童更易产生身体和心理方面的疾病。不良的经济状况家庭的儿童更容易受到虐待或家庭暴力。这是因为，经济的贫困更易使夫妻之间以及与孩子之间的冲突增多，而冲突反过来又会使教养更倾向于敌意，以惩罚性和强迫性态度来教养孩子。这样更会导致儿童个性的不良发展。有研究得出：低的学校成就、低的学历、低的收入、高的离婚率、低的工作地位以及其他方面的低的地位与不良个性成正相关。在儿童时期拥有被虐待或被忽略记录的人，其完成高中学历和受聘为管理层的可能性更小。贫困儿童比非贫困儿童更容易表现出早期的学校适应问题，而有效的教养方式会使儿童远离低的社会经济地位所造成的消极影响。

（二）儿童虐待

儿童虐待现象在不同文化背景、不同的家庭中都有比较高的发生率。主要包括以下几种。

1.身体虐待

打骂儿童，造成儿童各种肉体上的伤害，如疼痛、烫伤、骨折以及其他伤痛。

2.性虐待

性侮辱、性抚弄以及其他方式的性虐待。

3.生理忽视

剥夺儿童的生活条件，使他们不能得到足够的食品、衣物、医疗条件和照顾。

4.情感忽视

照料者失职，不能满足儿童爱和情感方面的需要。

5.心理虐待

监护人的行为严重伤害儿童的认知、情感和社会交往能力。受虐儿童所处的家庭环境，严重损害了儿童的情绪调控能力、自我意识和社会交往能力的发展。随着时间的推移，他们表现出严重的学习和适应障碍，包括与同伴相处困难、学业不佳、严重的抑郁、药物滥用和行为过失等。

五、家庭氛围

家庭氛围是指家庭集体中占优势的一般态度和感受。在关系融洽、成员心情愉快的家庭中，幼儿也会感到愉快、安全，在情绪表现上比较稳定，不随意地发脾气，能较好地控制自己的情绪；在行为表现上，由于心理压力小，则表现得开朗、好奇心强、爱探究，而较少表现出退缩与焦虑。相反，在家庭关系紧张，人与人之间总笼罩着一层阴云的家庭里，幼儿在情绪表现上变化比较大，消极情绪较多，常发脾气；在行为表现上，因得不到父母的关爱，提心吊胆怕受到惩罚，或表现得急躁暴戾、易激怒、易攻击，或表现得孤僻、冷漠、退缩，从而形成不健全的人格。

1.亲子关系

亲子关系是指父母与子女之间的互动关系，它是个体一生中出现最早、持续时间最长的一种人际关系。亲子关系在儿童心理健康发展方面都扮演着重要的角色。亲密和谐的亲子关系对儿童的发展有积极的促进作用，包括主观幸福感等积极情绪更高、亲社会行为增加、同伴关系、师生关系等人际关系更和谐。积极的亲子关系是儿童发展过程中的一个重要保护因素，能减少危险因素的消极影响。消极的亲子关系会阻碍儿童的发展，包括问题行为增加、破坏性行为增加、消极情绪体验增多，甚至导致犯罪行为的出现。

在不同的年龄阶段，亲子关系的特点不同，对儿童的影响也不同。在童年阶段，亲子关系中的亲子依恋更为关键，对儿童一生的发展都有重要影响。在青春期阶段，亲子关系的亲密性有所下降，亲子冲突开始上升，到青春中期达到最高值，直到青春晚期或成年期开始呈下降趋势，亲子冲突与儿童问题行为、消极情结、滑稽人格等相关联，如攻击行为、网络成瘾等。

2.夫妻关系

夫妻关系是指丈夫和妻子之间的关系，包指夫妻婚姻质量、婚姻满意度、夫妻冲突等。在一个家庭系统中，夫妻之间的关系是影响家庭人际关系的核心因素，对家庭生活起着重要作用。儿童长期生活在家庭环境中，父母之间的关系如何对其身心健康的发展至关重要。

良好的夫妻关系对儿童心理健康发展有积极的促进影响。一个生活在父母关系质量良好、家庭稳定环境中的孩子心理健康水平更高，社会适应表现更好。在日常生活中，儿童经常"观察"父母处理婚姻关系的行为模式，并内化形成自己的行为模式，影响他们未来行为模式、思维方式等的发展，从而影响他们的心理健康水平。而经常目睹父母之间破坏性冲突的孩子更可能会出现心理适应问题。婚姻冲突时父母的敌对、生气、退缩和情感疏远等，能够直接或间接预测儿童多年后的反社会、焦虑、社交退缩等外显和内隐行为问题。夫妻之间的关系质量还会通过父母与子女之间的互动关系、父母教养方式、父母参与教育的行为等间接影响儿童的心理健康。例如：破坏性的父母冲突形式，包括言语攻击和暴力虐待（威胁、侮辱、打骂）会增加父母对子女的体罚和虐待，从而增加儿童行为问题、情绪问题、人际困难等适应问题产生的风险。

总之，随着时代的发展，儿童所处的社会环境也越来越复杂。家庭是儿童生活的港湾，父母应该是儿童的知心朋友，对儿童的心理世界给予关心和爱护，提高和发展儿童的心理素质，培养儿童健康的心理机能。父母应从自身做起，不断提高自身素质，确立正确观念，掌握科学方法，使儿童能够真正地健康成长。家庭的教养态度和教育方式对儿童的个性品质、心理素质的形成具有关键的影响。父母是家庭教育的主干、顶梁柱，是儿童言行举止的示范者，待人接物的指导者，儿童成长的责任人。因此父母有责任去构建良好的家庭教育环境，掌握科学的教育态度和方式，创造民主、和谐、平等的融洽气氛，使儿童身心健康发展。

第二章 儿童心理障碍的类型

心理活动的异常表现，是大脑功能紊乱的表现，即认知、情感、意志和行为方面的异常。早期识别判断儿童异常的行为表现，能够帮助患儿更早接受干预，减轻心理痛苦，更好地促进其人格发展，更好地适应学习和生活。心理问题不同于感冒发热等躯体疾病有客观的生物学指标，但仍然有其发生、发展的规律。

第一节 认知障碍

一、感觉障碍

感觉障碍多见于有器质性疾病损害时，如神经系统疾病，但在儿童癔症发作时可有感觉障碍的表现，比如，癔症性失聪、失明、肢体的感觉障碍，而这种症状容易受暗示的影响，发作前常常有很强的心理刺激因素，比如需求得不到满足，父母的离去，被体罚等。

二、知觉障碍

（一）错觉

对真实存在事物产生错误的知觉，比如把绳子看成了蛇。正常儿童在某些特殊情况下也会出现错觉，比如，睡眠刚醒时、饥饿时、低血糖时，过分疲劳，某种强烈的情感状态时，光线暗淡的地方，受暗示情况下。错觉也可见于精神障碍。

（二）幻觉

指没有客观刺激存在的情况下，产生的虚幻的知觉。幻觉常见于重性的精神障碍，如精神分裂症、情感障碍等。但正常儿童有时也会发生非病理性的幻觉，比如入睡前幻觉、觉醒前幻觉（听到有人叫自己的名字），看完电影电视后闭上眼睛又看到之前的影像，受到激烈的刺激（目睹亲人去世或某些暴力场面）。具体包括：

1. 幻视

较多见于躯体疾病发生意识障碍时、发热谵妄或中毒时。也可见于儿童精神分裂症、癫痫、发作性睡病时。正常儿童在睡前、疲劳状态下看电子产品时间过久等情况下也可出现幻视。

2. 幻听

是在儿童中较为多见的精神症状，年幼儿童以非语言性幻听较为多见，比如出现动物、飞机、车辆的声音。年长儿童则以言语性幻听多见，内容多为评论、责骂、命令患儿。患儿常常表现为自言自语、有时会有与周围环境不协调的自笑，在意识清晰的条件下，反复出现幻听时，应考虑精神疾病的可能，需进一步诊断。有一些幻听内容可能在评论患儿，或是患儿能听见自己思想发出的声音，有时觉得自己的想法别人都知道了，若出现这些症状，可能与精神分裂症有关。

三、言语与思维障碍

（一）言语障碍

1.缄默不语

指儿童本来有正常言语能力，由于精神障碍而表现沉默不语，对任何人的提问均不回答。不与人交谈，多见于精神分裂症、广泛性发育障碍，尤其是孤独症，有相当一部分表现为缄默不语。

2.持续言语

指儿童持久的重复一个词或句子来回答各种问题，总是以第一次回答的词句重复回答，表现出思维停滞不前，多见于脑器质性精神障碍和精神分裂症。

3.重复言语

患儿说话时多次重复所说的最后的几个字或词，自己也不能控制。比如，问"你喜欢学习吗？"，回答"我不喜欢学习，学习，学习，学习"，多次重复最后一个词，这种现象不是由于口吃或情绪紧张所致，多见于器质性精神障碍和癫痫。

4.模仿言语

患儿重复别人对他所讲的话。别人说什么他就模仿说什么，比如医生问他"你从哪里来？"患儿就模仿说"你从哪里来？"多见于精神分裂症、孤独症、抽动秽语综合征。

5.言语不连贯

一般来说，五六岁的儿童可以连贯地表述自己的想法，言语表达的连贯性是逻辑思维发展的重要环节。言语不连贯，多见于严重的器质性损害和精神分裂症，患儿说话乱七八糟，上下不能连接，毫无主题意义，令人不能理解他所说的内容。

6.选择性缄默

指有正常语言表达能力的儿童，由于心理因素引起言语交流的异常，表现为在某些人面前或某些环境中缄默不语，拒绝说话，在别的环境或面对别的人的情况下却可以说话。

7.其他言语障碍

（1）言语功能倒退现象，指原先已获得的言语功能逐步的丧失，多见于脑退行性病变和孤独症。

（2）语音语调节律的异常变化，如怪异的腔调，奇怪的语句，甚至父母听不懂孩子所说的话，有的孩子说话语音语调像机器人说话一样，多见于精神分裂症和孤独症。

（3）言语发育延迟，儿童言语发育明显落后于同龄伙伴的言语发育水平，常见于发育性言语发育障碍、精神发育迟滞及孤独症。

（4）有些精神分裂症儿童自己构成新词或新字，即词语新作，别人不懂其意义。

（5）自言自语也是儿童精神障碍常见的精神症状，多见于精神分裂症。但是自言自语，有时候并不是精神病症状啊，有的儿童也习惯自己跟自己说话。多数儿童精神分裂症患者的自言自语，是因为存在幻听，大多数情况是在和幻听对话。

（6）反复说粗话，猥亵言语，内容刻板重复，自己不能控制称为秽语，多见于抽动秽语综合征。这种症状与患儿道德品质无关，自己无法控制，也不是患儿故意所为。

（二）思维障碍

1.思维形式障碍

包括思维联想的速度和量、连贯性、逻辑性及意图方向的异常。

（1）**思维奔逸** 指联想速度加快，思潮澎湃，思维的内容丰富生动，同时语速增快，说话滔滔不绝，而且说话内容话题转换非常快，往往随境转移，少数患者会出现音联、意联的症状，多见于躁狂症和其他疾病所致的类躁狂的状态。

（2）**思维迟缓** 是指思维的进程变慢，联想困难。说不出话，回答问题反应缓慢，说话内容非常简单。患儿往往非常想说，但是，半天也说不出一句完整意义的话，常见于抑郁症。

（3）**思维中断** 是指患儿在意识清晰的状态下，在与别人交谈过程中，突然思想中断，脑子一片空白，经过一段时间后，又可以继续说话，但是所说的内容变为另一个话题，与之前话题不存在关联，多见于精神分裂症。

（4）**思维贫乏** 是指患儿感觉自己脑子空空如也，什么想法也没有，什么事儿也不想。说话特别少，对问题只能进行简单地回答，多见于慢性精神分裂症。

（5）**思维松散** 是指患儿说话，毫无中心，也没有主题，东拉西扯，语无伦次。别人根本无法理解其所说的内容，也表达不出一定的核心意思，多见于精神分裂症。

2.思维联想障碍

（1）**病理性象征性思维** 在传统观念和习俗的影响下，人们往往通过某种具体的事物或数字来象征某种含义，例如，数字6代表顺利，8代表发财，鸽子象征和平，这是人们所能够理解的。而病理性象征性思维，非常荒谬的以某一具体概念来代替一种抽象的概念。只有患儿自己知道其含义，别人无法理解。比如一个患儿以拇指象征好人，每日反复向拇指用力吹气，然后将小指伸开，用这种动作表示好人把坏人消灭了，多见于精神分裂症。

（2）**强迫观念** 也叫作强迫性思维，指大脑中不自主地反复出现同一个想法。本人认识到这是没有意义的、不必要的想法，但自己无法克制或摆脱。强迫症儿童可以有强迫观念或强迫动作，也可以两者皆有。有时强迫观念，也见于精神分裂症的早期和抽动秽语综合征。在儿童发育期中，7～8岁是正常儿童出现一些类似强迫动作的高峰年龄，他们走路时喜欢数路面上铺的方砖或用手不停地摸行人道上的树木，边摸边数，中午放学数一遍，下午上学、放学又数一遍。这种现象多属于发育过程中短暂过程，既不影响儿童正常的学习和生活，也无强烈的情绪反应，随着年龄的增长会逐渐消失。如果由于这些强迫的症状，造成本人明显的痛苦体验，而且影响到他们正常的生活和学习，则属于强迫性障碍。

（3）**强制性思维**　指患儿感到不由自主的整天乱想，内容杂乱与客观现实无联系，但自己不能克制这些思维。多见于精神分裂症和脑器质性精神障碍。

3.思维内容障碍

妄想是思维内容障碍最主要的形式，是患儿所独有的跟自我有密切关系的病态信念。与客观事实完全不符，但患儿坚信不疑，并在此基础上加以病态的推理和判断，虽再三对患儿劝说解释，仍然不能动摇其病态的信念。儿童的妄想的内容大多不固定，容易变化，缺乏系统性。随着患儿年龄的增长，妄想种类及内容逐渐复杂，与他的社会文化背景，生活经历等有一定的关系。患儿在出现妄想之前，往往表现有无故的焦虑、紧张、恐惧、不安，但说不出具体内容。出现妄想后患儿可能对最亲近的人无故产生敌意，或者拒绝到学校，不与同学交往，因为他会感到，同学故意针对他，或者在人多的地方感觉不舒服。妄想多见于儿童精神分裂症和抑郁症。迫害妄想、关系妄想、疑病妄想较多见。

（1）**被害妄想**　是最多见的一种妄想。患儿会毫无根据的怀疑别人要采取某种手段对他进行迫害。有的患儿认为他的食物中，被人下了毒。有的人认为他的房间里有有毒气体，或有人用某种电磁波射线或其他方法暗害他，让他的脑子变笨，要害死他的家人。有的患儿怀疑有人在背后议论他，对他进行造谣诽谤，因此让周围人看不起他，不与他接近了。多见于青少年的精神分裂症、情感性精神障碍。

（2）**关系妄想**　又称牵连观念，患儿认为别人的一举一动都与自己有关系，老师同学都针对他，别人讲话也是在议论他，甚至别人咳嗽、吐痰，随便说一句话都是针对他，因此心神不安，不能专注听课，成绩也明显受到影响或表现为行为退缩，闭门独居，不愿意去上学。常见于精神分裂症，往往伴有被害妄想。

（3）**自罪妄想**　主要表现为自我贬低，毫无事实依据的自责自怪，认为自己犯了许多罪过。或是将自己在学校表现的一些小缺点，都看成极大的错误，认为自己该受到惩罚。因此，情绪低落或出现自杀的想法，多见于儿童抑郁症和精神分裂症。如果发现有自罪妄想，需要及时治疗，加强看护防止出现自伤、自杀行为。

（4）**疑病妄想**　患儿认为自己患了严重的躯体疾病。比如，坚信自己的心脏有病，或是有其他躯体疾病，因此反复要求去医院就诊并做相关的检查，虽然医学检查无异常发现，或经医生解释和保证，但患者仍然坚信自己患了严重疾病。一般多见于精神分裂症和抑郁症。

（5）**非血统妄想**　虽然没有任何证据可以证明，患儿坚持认为自己不是父母亲生的，然后对父母产生敌对的情绪和行为。往往怀疑父母对自己非常不好，企图要害自己，多见于精神分裂症。

（6）**钟情妄想**　患儿坚信某异性对自己产生了爱恋，认为对方一举一动，都是暗示对自己的爱意。例如，患儿对异性班主任或同学产生钟情妄想，在课堂上始终注视着对方，并坚信同班同学也都知道对方喜欢自己，虽然被对方指责或否认，但患儿仍然不能认识到这种想法的荒谬，多见于精神分裂症。

（7）**病理性幻想**　幻想是创造性思维的一种特殊形式，在学龄前儿童日常生活中经常出现。儿童的许多游戏活动都带有幻想的特征，幻想是一种生活和愿望相结合并指向未来的想象，如有的儿童幻想自己会当一名飞行员，可以在天空飞翔等。正常情况下，儿童的幻想是与周围现实环境紧密联系的，而且他们能将真实与想象区别开来。病理性的幻想是儿童完全沉溺于幻想中，日常活动表现，不能脱离幻想，不能区分真实与想象。患儿自己成为幻想中的一个角色，满足于幻想生活，对亲人、同学、周围事物和社会环境漠不关心，不参加集体活动，孤僻退缩，与社会脱离，多见于儿童精神分裂症，例如一位7岁的小男孩儿，整天不与别人交往，单独在室内幻想自己变成卡通人物，每天生活在卡通世界里，做出一些与卡通人物一样的动作。

四、注意与记忆障碍

(一)注意力不集中

注意,是人的心理活动,对客观事物的指向和集中。儿童的各种日常活动都离不开注意力,而且对儿童的心理发展非常重要。注意分为有意注意和无意注意,有意注意指有目的,必要时需要意志努力的注意,无意注意指无目的,不需要意志努力的注意。通常儿童在做比较感兴趣的事情,比如打游戏、玩耍时往往是无意注意。上课听讲、学习、写作业,这些是有意注意。儿童的注意力发展与年龄的增长密切相关,随着年龄的增长。注意的稳定性,广度,分配等能力逐渐发展。通常来说,5~7岁儿童能够注意某一事物的时间平均为15分钟,7~10岁为20分钟,10~12岁为25分钟,12岁以后为30分钟。

注意力不集中,指患儿不能专注于所要做的事情,特别容易分心。注意力不集中,是儿童注意缺陷多动障碍(ADHD)即多动症的主要症状之一。注意力不集中的患儿,往往伴有自控力减弱而表现为多动、不能安静或行为杂乱无章。在幼儿园时,这些孩子精力充沛,动个不停,不能按老师的要求坐好,甚至难以安静下来听故事,玩玩具没有长久的兴趣,新的玩具很喜欢,可是玩一会儿就将其丢到一边。想让他们坐下来学习认字、写字是非常困难的事情。但对于大多数孩子和家长来说,注意缺陷多动障碍这个问题的突显是在孩子入学后,孩子不能专心听讲,扰乱其他的同学,学校老师无法管理,因此会找家长谈话,希望家长能带孩子进一步到专业机构就诊,处理这个问题。

案例1

4岁的明明在外人眼里是个长相帅气又活泼可爱的男孩,不仅口齿伶俐,而且不怕生,到哪里都乐呵呵的,很快就玩开了。可是,明明的爸爸妈妈却总是摇头,觉得带这孩子太累了,他实在太活泼了,从睁开眼睛到睡觉,一刻不停地在活动,不是爬上爬下,就是翻箱倒柜。总喜欢到外边去"疯",胆子还特别大,常常让爷爷奶奶吓出一身冷汗,而且特别有自己的想法，什么东西都要去试一试，还一定得按照自己的思路去做。自从进了幼儿园，孩子喜欢不停地问问题，什么东西都要刨根问底地问个为什么。随着孩子渐渐长大，家里老人都已经宣告要提前退休，还要上班的爸爸妈妈觉得带他也有些力不从心。为此，他们带孩子就医，医生说孩子有多动症，但因为年龄太小，不能服药，要到6岁上学以后才能服药。想想还要等两年，这日子可怎么熬？

案例2

小强11岁，小学五年级学生，因多动、上课注意力不集中，学习困难，干扰别人，在老师的建议下到医院就诊。小强6岁入学后，老师经常向家长反映：上课坐不住，小动作多，经常招惹周围同学，注意力不集中，上课不知道在想什么，周围有点动静就东张西望。下课后经常乱跑、吵闹、话多，经常打断别人的谈话，打扰别的同学的活动，为此经常与同学发生摩擦。回家写作业，经常边写边玩，即使在父母的监督下，也经常是要写到半夜才能完成。作业的小错误多，经常看错题，或者犯本不应该犯的错误，常常遗失自己的学习用品或者生活用具，每学期父母都要为他准备好几套教科书。情绪不稳定，常因一点小事而发脾气，学习成绩常为及格水平。

以上两个案例患儿都表现出注意力不集中、多动的主要症状。好胜、好奇、好动、好模仿和富于想象是孩子的正常心理特征，以好动更为突出。有些家长把孩子好动视为不老实、调皮、不遵守纪律，对好动的孩子加以种种限制。这种做法是违背儿童心理特性的。孩子好动，是精力旺盛、身心健康的表现。只有患有营养不良、重症贫血或有其他先天性疾病的孩子才不好动。好动也是孩子探索自然和社会的一种表现。他们看什么都要摸一摸、动一动、看一看，还会提出各种各样的问题来，对周围的事物都新鲜、好奇和不理解。虽说"顽皮好动是孩子的天性"，但如果该安静的时候仍然"好动"，需要专注的时候却难以注意力集中，就不是正常现象了。

以下情况需要考虑多动症的可能：注意力不集中，上课易走神，写作业拖拉，一边写一边玩，常常丢三落四、心不在焉；上课坐不住，在座位上扭来扭去，小动作多，常常玩弄铅笔、橡皮甚至书包带，与同学说话，甚至离开座位；下课后招惹同学，话多，好奔跑喧闹，难以安静地玩耍；常常会不分场合地插话或打断别人的谈话；常常登高爬低而不考虑危险；情绪也常常不稳定，容易过度兴奋，也容易因一点小事而不耐烦、发脾气或哭闹，甚至出现反抗和攻击性行为；常常出现学习困难，学业成绩常明显落后于智力应有的水平。

（二）记忆力减退

记忆是人类经验体验或感知过的事物，在大脑中的反映，是人类重要的心理活动。儿童随着心理发展，记忆力也迅速发展。记忆可分为短程记忆，长程记忆和即时记忆。记忆障碍主要分为两大类：遗忘症和记忆倒错。记忆力下降，多见于精神分裂症，情绪障碍。儿童学习负担过重，引起疲劳状态或躯体疾病后，身体虚弱状态可表现为反应迟钝，注意力不集中，记忆减退。脑外伤后往往有学习困难，记忆减退等症状。颅脑外伤后可产生遗忘症，是记忆障碍最严重的形式，根据遗忘的特征，又可分为顺行性遗忘和逆行性遗忘。前者涉及阶段是脑损伤之前，后者为脑损伤后对一段经历的遗忘。记忆障碍的另一种形式表现为似曾相识症、视旧如新症。在儿童中罕见，多发生于癫痫。

五、智力障碍

智力障碍是儿童心理发育障碍的一种，由于各种原因引起的中枢神经系统的结构和功能的损害，主要表现为智力的全面落后，智力水平和社会适应能力低于同龄儿童水平。韦氏儿童智力（智商）测验及社会适应商数都低于70。根据智商测验结果，智力障碍分为轻度，中度，重度和极重度四个等级。

（一）轻度智力障碍

智商为50~69，在学龄前期的智力发育、说话、走路均比同龄儿童缓慢，一般语言能力发育尚可，阅读背诵无太大困难，但说话内容单调、幼稚；思维活动水平不高，抽象性思维，创造能性方面要去的活动能力较差；情绪发育也不成熟，对善恶等道德观念的区分能力差；身体发育无特殊异常，能在指导下从事简单劳动，学习简单技术，但缺乏主动性和积极性，需要他人的安排和督促。从其性格特征上可分稳定型与不稳定型两类：稳定型较安静，易于接受教育，掌握一定的技能，尚能适应社会环境，可参加社会生产劳动，自食其力；不稳定型又称兴奋型，表现兴奋、多动、喋喋不休，缺乏自知之明、社会适应差、常使人讨厌或遭到戏弄。

（二）中度智力障碍

智商为35~49，在学龄前能学会简单生活用语，语言发育水平较差，词汇贫乏，不能表达较复杂的内容，部分患儿发音不清，不易与同龄儿童建立合群关系，进入小学后发现其接受与理解能力均较同龄儿童差，大部分患儿甚至不能学会简单的计算和点数；成年时智力相当于6~9岁的儿童，有一定的模仿能力，经适当训练，能学会一些简单劳动，生活需人帮助和辅导，缺乏自发性；情绪波动，不易控制；身体较小，面容较特殊，躯体和神经系统检查常有异常发现，很容易被发现有智力低下。

（三）重度智力障碍

智商为20~34，语言水平发育低，甚至不会说话，掌握词汇量少，表达交流困难，有的有单调无目的的动作和行为，动作笨拙、不灵活、不协调；从小就发现有躯体及运动功能发育迟缓，生活自理能力极差，甚至不知道躲避危险；长至成人也只能达到4~5岁正常儿童的智力水平，完全不能上小学；经过训练学会自己吃饭及基本卫生习惯等简单重复的活动，在监护下生活，不能进行生产劳动，常伴有其他先天疾病，几乎均由显著的生物学原因导致。

（四）极重度智力障碍

智商为20以下，极少见，智力水平极低，不能交流，出生时即有躯体和神经系统的畸形，有明显的生物学病因，如染色体畸变和遗传代谢性疾病，一般不能学会走路与说话，只能发出类似叫人的简单声音；感觉迟钝，不能躲避危险，生活完全不能自理，特殊训练下只能获得有限的自助能力，完全依靠他人照料来生活。

一般来说，重度和极重度智力障碍的孩子出生后不久就会发现明显的发育落后，会很快引起家长的注意而求医治疗。中度智力发育障碍患者会在早期出现语言和运动能力发展落后，在患儿三岁时会表现出与同龄儿童明显的差异。但是，对于轻度智力障碍的患儿来说，在语言和运动能力方面虽然有所落后，但是总体差别不是太大，对于家长来说，在幼儿阶段判断有一定的难度。

案例1

小明今年4岁了，父母带他来医院咨询医生，小明生长发育明显落后于同龄的小伙伴，而且在学习认字、算算术、讲故事的时候，父母感觉教他很困难，费了很大的工夫，小明还是只接受了一点点，有时候甚至不明白怎么回事，记忆力也很不好，昨天刚刚教过的今天就忘了，父母感到很吃力，现在又面临上学的问题，父母担心小明入学后很难跟上学校的节奏，因此带小明来医院检查。医生对小明进行了韦氏儿童智力测验，智商只有50～60分，医生判断小明有智力发育的问题，但小明的父母不愿意接受。

案例2

幼儿园张老师的孩子苗苗，在上学后表现为接受知识速度慢，记忆力差，学习困难，在班主任老师的建议下，张老师带着苗苗到医院就诊，经过智力测验，证实苗苗存在智力障碍。张老师经过回忆，发现苗苗在幼儿阶段还是表现出不同于同龄孩子的一些表现：如语言表达时词汇较为贫乏、单一，句子的结构也比较简单，四五岁了还不会讲故事；逻辑能力比较差，难以描述外面发生的事情；数字的概念不敏感，数字的顺序及进位建立困难，该进位的时候往往会中断，不能连续数到100；学习简单加法也很困难，记忆力很差，别的孩子教一遍就可以学会的内容，苗苗往往要重复多次才能学会；行为表现上也比同龄孩子更幼稚，对环境的适应能力偏差，有时候会表现出坐立不安。

作为家长，要了解不同年龄阶段的孩子应该具有的能力水平和行为表现的知识，将自己孩子的表现与同龄儿童进行比较，如果差别不大就是正常的。如果各方面表现，比同龄孩子落后1岁以上就要考虑智力落后的可能性。我们这里介绍一种简单的方法来判断孩子的智力水平，即用与孩子能力相当的年龄除以实际年龄后再乘以100，所得数值即为孩子的大致智力商数。假设6岁孩子的能力相当于3岁、4岁、4.5岁或5岁四个不同等级时，那么相应的智力商数分别为50分、67分、75分和83分。智商50～69分为轻度智力障碍，70～89分为边缘性智力，90分以上为智力正常。如果6岁孩子只有3岁的能力，其智力有明显障碍，处于轻度障碍的最重水平。6岁孩子只有4岁的能力，智力有障碍，其程度为轻度偏轻水平。6岁孩子只有4岁半孩子的能力，那么智力发展不理想，处于正常与智力障碍之间。6岁孩子的能力若达到了5岁以上的水平，智力发展就基本处于正常水平。个人的智力水平在6岁以后基本上稳定不变，难以发生太大的提升。

如果要提升智力水平一定要在6岁以前进行努力，干预的年龄越早，提升智力水平的空间就越大。所以，作为父母，一定要从小关注孩子智力的发展，了解孩子的智力发展是否正常。我们不主张过度开发孩子的智力，不希望家长对孩子要求过分"完美"，但是要尽量观察、培养使孩子智力水平处于正常。一旦发现孩子智力水平有低于同龄儿童的可能，应该带孩子到专业的医疗机构，寻找专业的儿童神经科医师或者精神科医师进行专业检查，评估孩子的智力发育水平，一旦确诊为智力障碍，应该去专业医疗机构或在专业人员指导下进行教育训练，最大限度促进孩子的智力发展。

第二节　情绪与情感障碍

儿童随着年龄的增长，情绪、情感心理发展迅速。情绪是指简单的，原始的情感，它与机体的活动和生理需要的满足相联系的一种内心体验。比如，患儿由于饮食或排泄的需要得到满足而产生愉快或不愉快的体验属于情绪。而情感则是一种比较高级和复杂的内心体验，通常需要与社会相联系，持续时间比较较长。如热爱，憎恨等。儿童情绪和情感的变化，往往是重要的症状，而且是最容易被家长发现的异常表现。情绪和情感通常需要保持适当的强度和稳定性，并保持与外界的协调性。

一、恐惧

儿童心理发展过程中，对某些客观事物或有危险的威胁产生恐惧情绪反应，属于正常的心理反应，对于个体发展，确保自身安全、生存起重要的作用。但对日常生活情景产生过分的恐惧，长时间持续，影响正常的日常活动和社会适应则属于病理性情绪。比如，过分的害怕某些特殊物体、特殊动物、特殊场景。通常来说，儿童常会对一些事物产生莫名的恐惧感，其实这是一种正常的现象。人的恐惧感与身体技能的发展、个人的成长经历几乎成正比。随着接触的事物、经历的活动越来越多，儿童体验到的恐惧感也会相应增多。一般来说，对生病、死亡、独处、黑暗及想象中怪兽的恐惧，在4岁时达到顶峰，而到了6岁以后，开始下降。但是长期严重的恐惧，会给儿童的健康带来极大的影响。孩子出现恐惧是非常正常的，但是超过了正常范围的恐惧就需要引起注意，比如害怕天黑，惧怕雷电，害怕小动物如猫、狗，害怕和陌生人交谈，害怕鬼神或怪物，一看到医生就以为要打针，或是有"学校恐惧症"等。

孩子是否能及时克服各年龄阶段成长中的恐惧，与孩子从父母身边得到的安全感密切相关。孩子的想象力极其丰富，常常会把想象和现实混淆在一起，大人应该站在孩子的角度去体会他、安抚他，不要置之不理，更不要吓唬孩子。对于还不会表达的孩子，可以多搂抱、拍抚以及轻声安慰，降低孩子的恐惧感；对于可以表达的孩子，家长应鼓励孩子说出来，在安慰孩子的同时适当给孩子解释真相，比如说说为什么会天黑。必要时可向专业人员求助。

二、焦虑

焦虑是指患儿在没有明显客观因素刺激的情况下，表现出对客观事物或自己身体健康状态的过分担心，并感到紧张、恐惧、内心烦躁不安。注意力往往难以集中，并伴有出虚汗、心慌、手脚发凉、尿频、躯体不适等躯体症状。由于出现了烦躁不安，常常引起睡眠障碍，食欲减退等症状，下面介绍几种儿童常见的焦虑障碍及应对策略。

儿童分离性焦虑，害怕与亲人分离而拒绝上幼儿园，一旦分离或面临分离时就焦虑、紧张、身体不适和哭闹，回到亲人身旁就又恢复正常。儿童特别是年幼儿童与亲人分开时常会出现焦虑、不安或害怕的现象，从而用黏人、哭闹、固执的方式希望将亲人留在身边，多数情况下这是一种正常的离别情绪反应。这种情况多发生在6岁以前，一般不会超过2周。如果这种"焦虑"持续时间过长，或者严重影响了孩子的社会功能，就是分离性焦虑症了。

案例

扬扬今年3岁了，家里考虑让孩子上幼儿园。幼儿园离家不远，入园前家人常常带着小扬扬在园外散步，扬扬总会被栏杆里漂亮的建筑和快乐的孩子所吸引，每当问道："想不想上幼儿园？"他总是兴奋地回答："扬扬要上幼儿园"。所以，扬扬第一天进幼儿园，家里人非常激动，爸爸妈妈特地请了假，和奶奶一起专程护送。迈进幼儿园大门时，孩子显得特别兴奋。可当他一回头看见大人站在门外挥手告别，表情马上变了，大声哭闹。第二天，奶奶送孩子去，一到幼儿园门口，扬扬就哭起来不肯进去，奶奶怕孩子哭坏了，只好哄着说："好吧，好吧，今天不去了。"结果，一连几天都去不了。之后妈妈送孩子时的情形也类似，扬扬在大门口抓着妈妈的手不放，闹腾很久，妈妈看得心疼，于是又将孩子带回了家。

当与亲人分离或离开他熟悉的环境时，表现出过度的焦虑，担心亲人发生意外或自己被拐卖；担心与父母或其他依恋者分离；因害怕分离而不愿去学校或幼儿园；持久而不恰当的害怕独处，当预料将与依恋者分离的时候，马上会表现出过度的反复发作的苦恼，如哭叫，发脾气，淡漠或社会退缩，部分患者甚至会表现出一些躯体症状：恶心、呕吐、头疼、胃疼、浑身不适等。父母在儿童的早期最好避免与其长期分离。如果要外出打工，一定要做好两个"保证"：出门前温和地向孩子保证什么时候回来；保证定期和孩子保持联系。提前培养孩子两个"能力"：自理生活能力，如吃饭、穿衣、洗手、大小便等，不要让孩子养成对母亲过分依赖，进入托儿所或幼儿园时，孩子才能很快地适应集体生活；合群能力，家长要鼓励孩子把玩具拿出来与其他孩子一起玩，以培养孩子与人相处的能力。在分离"前"与下一个照顾者做好"平稳过渡"工作，必要时寻求专业帮助。

惊恐发作，为急性焦虑发作，病程为发作性，症状出现快，表现为突发的紧张、恐惧、强烈的烦躁不安，伴有明显的自主神经功能紊乱的症状，心跳加快、呼吸急促、震颤、大汗淋漓、面色苍白；也可伴有胃肠道反应，如恶心呕吐、腹泻等，一般发作时间短暂，持续几分钟到几十分钟，也有的发作频率高，可在一周或一个月内数次发作，间歇期症状消失，多发生于具有焦虑倾向的儿童。

广泛性焦虑症，焦虑具有广泛持久性，持续时间长，他们往往会将身边发生的很多事件与自己联系，如班上有同学丢失东西，明明不是他拿的，他也会担心同学、老师是不是会怀疑到他，总会把事情往最坏的地方想，产生不可控制的焦虑，有些患儿可持续时间达2~3个月，多发生于青少年时期，平均年龄10~14岁，可伴随躯体症状的发生，如头痛、腹痛、全身无力、肌肉紧张等。

三、强迫障碍

儿童强迫障碍，是指在儿童时期重复的持久的进行某些活动或动作，以强迫行为及强迫观念为主要表现，明知不必要但又无法克制，内心十分痛苦的一种心理障碍，常常伴有情绪障碍和适应困难，并影响日常生活和学习活动。儿童强迫障碍并不少见，国外报道患病率为0.25%~4%。发病平均年龄在9~12岁，10%起病于7岁以前。男孩发病比女孩平均早2年。早期发病的病例更多见于男孩、有家族史和伴有抽动障碍的患儿。低龄患儿男女之比为3.2∶1，青春期后性别差异缩小。有研究发现儿童强迫症开始治疗的平均年龄在13岁（症状出现后平均为2年）。2/3的患儿被诊断后2~14年仍持续有这种障碍。

在儿童期，强迫行为多于强迫观念，年龄越小这种倾向越明显，而成人中的典型表现，即明知不必要和继之出现的反强迫行为越不突出。儿童强迫症患者智力大多正常，常表现出敏感、害羞、谨慎、办事刻板、力求完美等个性特征。强迫性仪式动作、强迫计数、强迫检查、洁癖和强迫洗涤在儿童中也常见，但是这类孩子，如不让他重复这些动作，会感到焦虑不安，甚至发脾气。如果让他们反复进行这些动作，孩子并不像成年的强迫症患者那样，有明显的内心矛盾和焦虑不安。一般来说，孩子对自己的强迫行为并不感到苦恼和伤心，只不过是刻板地重复这些行为而已。严重时会影响到患儿睡眠、社会交往、学习效率、饮食等多个方面。

值得注意是，在儿童正常发育阶段，也会出现一些强迫现象，例如：不可克制地去碰触周围的一些东西；走路遇到路面有裂缝时就不自主地跳过去或总重复唱一句歌词；上床脱衣服时，总有拍胸捶腿等习惯性动作，然而这些动作没有痛苦感，也不影响孩子的日常生活，更不会因为不可克制而产生焦虑，并且随着时间的推移会自然消失，故称为正常的一过性强迫现象或称为亚临床强迫现象。

儿童不但自己有强迫行为，还要求他的父母或其他关系密切的亲属来完成其强迫行为；有些儿童的强迫行为具有家庭感应性，有些父母亲和孩子出现同样的强迫行为。多见强迫检查、强迫性仪式动作、强迫性洗涤等。主要见于过度依恋或过度溺爱的亲子关系家庭，独生子较多见。如，有些照料者（主要是单亲母亲或祖母较多见）不能与儿童正常地分离，仍同床、同被。

由于儿童精神疾病的复杂性，许多孤独谱系障碍的重复刻板行为、抽动障碍的重复和强迫行为是常见的共患现象，应注意仔细分析和识别。

案例

张某，女，12岁，小学六年级，因反复检查作业，用手沾水铺平作业本，反复洗手三个月而来门诊。患儿生长在农村，下有一妹一弟，在农村小学读书，从小乖巧懂事，守规矩，成绩优秀，担任班干部，一次因自己的作业本被弟弟弄脏，怕老师看不清楚，就一遍一遍地反复检查，让父母一遍遍看，是否看得清楚，有的地方脏了就用橡皮去擦，橡皮擦破就用手沾水去铺平本子，弄湿了又嫌手没擦干净，弄脏了又一遍遍洗手，天天搞的本子又湿又脏，不停反复洗手，多次被父母强行制止，明明知道不对，但控制不住自己，不让写作业，又哭闹，开始父母不懂是病就采取打骂制止，但症状非但没有减轻，反而导致患儿放学不回家，在学校一遍遍洗手洗本，让同学检查是否作业写好了。

四、情绪低落

儿童心理健康问题大多数与情绪密切相关，尤其抑郁情绪较为多见，表现为高兴不起来，情绪低沉，闷闷不乐，精神不振。常常无故哭泣，忧伤，说话减少，动作减慢，脑子反应变慢，多见于心境障碍，抑郁障碍。

儿童青少年抑郁症是抑郁情感为突出症状的心理障碍，一般起病于儿童时期，因自己的愿望没能实现，或因痛苦的遭遇而产生不愉快、低沉、悲伤、抑郁的情感，持续时间较长，伴有神经系统症状的心理障碍。正常儿童在突然遇到某种应激事件时，会表现出情绪低沉，但他们能很快摆脱这种情绪，及时适应，对这种暂时的情绪波动，一般不当作抑郁症看待。由于社会竞争及压力的进一步加剧，近年来青少年抑郁症的发病率呈逐年上升的趋势，幼年时以分离性焦虑及焦虑障碍为主，青年阶段可能有发展成为抑郁症的风险。抑郁症对儿童青少年的生理、心理发育不利，有些反复发作，可持续到成年期。青少年抑郁症是以抑郁情绪为主要临床特征的疾病，患儿临床上表现具有较多的隐匿症状，恐怖和行为异常，同时患儿认知水平有限，因而不像成人抑郁症患者那样能体验出诸如罪恶感，自责的情感体验。

目前医学研究认为，该病与遗传因素、生物学因素及社会心理因素均有关。社会心理因素，比如先天易感素质的儿童，经历创伤及心理应激事件，早年母子情感剥夺，亲人去世，父母离异，受虐待，被抛弃，缺乏家庭温暖，失败的经历过于频繁；平时学习成绩较好的儿童，由于考试成绩差而导致升学失败或失学，不能实现自己的目标和愿望等。他们的个性往往比较固执、倔强、违拗、孤僻，易形成无助感，失去自信，产生沮丧或忧虑，认为自己没有前途，被人讥笑看不起，进而产生绝望及抑郁。

案例

孟某，男孩，初中一年级，因情绪低落、兴趣少，伴冲动、自杀行为1年就诊。患儿小学6年级时，父亲被派往国外工作，一个月后因父亲生病，母亲去国外照顾，把患儿托付给在部队工作的大姨照顾，大姨一直单身未婚，平时对患儿要求严厉，生活要求完全自理，自己洗漱、洗澡，并且吃饭后要洗碗，自己收拾房间，擦桌子，扫地，还要按时完成作业，有时作业做错了，还要自己检查出错误，患儿很不习惯这种生活，经常闷闷不乐，大姨讲话声音大，简单粗暴，而且必须服从。曾经有两次患儿不满意，回嘴反驳，遭到大姨大骂，而且还不允许告诉妈妈，生活学习环境一直比较压抑，不开心，患儿一直希望母亲早点回来，曾有两次患儿因感冒发热，大姨带去医务室打针后第二天仍要求其继续上学，按时完成作业，患儿一直咬牙坚持，也曾自己偷偷哭过，并在日记中写道："法西斯女王，某某赶快消失，死亡"。半年后，母亲回来发现患儿情绪急剧变化，整天发脾气，烦躁，哭闹，有时会拳打脚踢母亲出气，而且兴趣明显减少，很少笑，也很少出门，院子里的同学也不来往，批评后出现两次服药，一次割腕的企图自杀行为，被及时发现送到医院洗胃、缝合。在与患儿交谈中，患儿承认自己从母亲离开后一直不开心、压抑，家里事不愿意告诉同学，整天闷闷不乐，从心里恨大姨，希望她从这个世界上消失，兴趣明显减少，感觉没意思，无人理解自己，天天睡不好觉，早上醒来就发愁不知道白天怎么过，也恨母亲让大姨来管自己，大姨是个法西斯女王变态，谈此事时表情愤怒，并责怪母亲心狠，情绪激动，门诊诊断为重度青少年抑郁症。

根据以上案例，如果孩子具有以下三方面的一些表现，症状持续一周以上，那就要考虑抑郁症的可能，应该带孩子到专业心理机构做进一步的检查：第一，在情绪方面表现为：情绪低落，不开心，不愉快，过分悲伤，哭泣，自我评价过低，自责，认为自己笨、傻，无用，兴趣爱好少，有的表现情绪烦躁，爱发脾气，冲动，有自杀想法。第二，思维和行为方面：表现为思维迟缓，感到不会思考问题，大脑中一片空白，记忆力下降，注意力不集中，讲话声音量低，语速慢，言语活动明显减少，退缩，孤僻，拒绝与人交流，有时出现对抗逆反或冲动行为，有时出现自残或自杀行为。躯体方面：表现为各种躯体不适，如主诉头晕、头痛、疲劳无力、气短胸闷，伴有胃肠道症状，恶心呕吐，食欲减退，体重下降，面色倦怠，睡眠障碍，睡眠质量差，多梦易醒，早上醒后就发愁，度日如年。

第三节　运动与行为障碍

儿童动作行为的发展与大脑以及肌肉运动能力功能的发展密切相关。患儿的外表和行为，如活动过多或过少，步态和姿势的异常，离奇古怪不可理解的动作和行为，往往易被家长和教师所发现。评定儿童运动功能和行为是否正常，需结合不同的年龄阶段生理特征加以判断以确定其性质和特征。通常可表现为精神运动性抑制的症状，如运动减少、退缩、不愿意社交；也可以表现为兴奋的症状，如兴奋不安、多动、手舞足蹈，或是离奇古怪特殊异常的动作和行为。

一、运动发育障碍

主要表现为身体运动及手的运动控制和协调障碍。在正常儿童养育过程中要注意运动能力的锻炼。儿童运动发展的关键期是在6岁以内，要利用关键期，多让孩子参加各种活动和运动锻炼，促进孩子身体运动与手协调性发展。有些家长过度保护孩子，剥夺孩子运动机会的做法是有百害而无一利的。

案例

朋友阿华的女儿在幼儿园上中班，已经4岁多了，但平衡能力很差，走路时常摔跤，也经常会被小朋友撞倒，做骑车、跳绳和拍球等运动时，她总是显得很笨拙。阿华对此很着急，也很困惑，不知道孩子究竟出了什么问题。

其实，孩子的这些表现属于发育性运动协调障碍，运动能力的发展主要分为粗大运动和精细运动的发展，粗大运动主要指头颈部、躯干和四肢及全身较大幅度的运动。精细运动主要是指手的动作，包括手和眼之间的配合。婴幼儿运动能力的发育是有规律可循的，大运动能力的发展规律包括从上而下的发展顺序，即"头尾原则"：从抬头→翻身→坐→爬→站→走→跑→跳，由近及远的发展程序，即越接近躯干的部位动作发展越早，而远离身体中心的肢端动作发育较迟，如上肢的发育沿着肩、上臂、肘、腕、手、手指的顺序发育；动作的发展还经历了从整体到分化，从不随意到随意，从不准确到准确的过程。以手抓捏小东西为例，表现为从整个手掌大把抓→拇指与其余四指捏→拇指和食指捏→拇指食指指尖熟练的捏的发展顺序。幼儿运动能力的发展受很多因素的影响，如神经系统发育情况，有无脑损伤，营养是否充足以及生长环境等。

儿童的各种动作发展顺序大致如下。2岁：不要扶持，自己能上下楼梯几个台阶，双脚同时离地面跳，能够跑，可将球踢向前方。用手一页一页地翻书，用拳握笔，用积木堆砌8层的塔，用勺子吃饭。3岁：双手协调摆动地跑，双脚交替上下楼梯，独脚站5秒钟以上，动作协调地用手扔球。用手指握笔，用积木堆砌10层的塔，骑三轮车，解扣子，穿鞋，模仿画圆圈。4岁：转身跳，手动作协调地接住投过来的球，独脚站10秒钟以上，双脚交替跳，穿脱衣服，系衣服扣和系鞋带，模仿画十字形。5岁：能将球踢飞起来，协调平衡地跳跃，独脚连续跳几米以上的距离，持筷吃饭。

当孩子的运动发展慢于以上一般儿童的水平，要考虑运动协调障碍，需要到医院进行诊断评估。如果检查后没有神经明显受损害的证据，智力检查正常，社会交往功能正常，语言表达良好，只是单纯的运动能力落后，就属于发育性运动协调障碍。对于有运动协调障碍的儿童，需要进行系统的训练。可以在医院进行感觉统合训练，也可以在医生的指导下，在家里进行系统的训练。

家长要抓住幼儿期这一运动发展的关键期，创造有利条件，促进运动能力的正常发育，进而促进心智发育和健康成长。

二、抽动障碍

表现为反复刻板地，不自主地出现眨眼、挤眼、擤鼻子、歪嘴、耸肩、甩胳膊、歪头、鼓肚子、清嗓子、发怪声、骂人等症状，是抽动障碍最主要的表现之一。抽动障碍起病于儿童和青少年时期，主要表现为不自主、反复、快速的一个部位或多个部位的肌肉抽动和发声抽动，并伴有意力不集中、多动、强迫性动作或其他行为症状。病因尚不清楚，认为与遗传、躯体及社会心理多种因素有关。按照临床特征和病程可分为短暂性抽动障碍、慢性运动或发声抽动障碍、抽动秽语综合征三种形式。其中以短暂性抽动障碍最常见，抽动秽语综合征最严重的。

案例

6岁小男孩亮亮，被父母带到医院，因为亮亮出现不自主的眨眼，耸鼻子，甩胳膊，嗓子发怪声，有时候高兴不起来，有时候跟家人大发脾气，同时还有反复洗手，动来动去不能安静下来的症状已经有一年多了。家人起初以为只是坏毛病，男孩比较淘气，未给予足够的重视。后来，家人发现这些行为已经影响到了亮亮正常的生活和学习。例如，在幼儿园里，小朋友都觉得亮亮很怪，总是做一些奇怪的动作，小朋友都不愿与他交朋友。在家中，亮亮的动作会影响他正常的完成某些任务，写作业也很拖拉，由于总是有一些重复的动作，小明完成一件事情总是要比别人花更多的时间。父母看到这种情况非常着急，带着亮亮去各个医院就诊，看了眼科、耳鼻喉科，做了很多的检查，比如微量元素测定，脑部CT，MRI，脑电图、心电图等，但结果均未发现明显的异常。家长要求孩子控制不做这些怪相，甚至每天训练他坚持一段时间不做。可是毫无用处，不但怪相控制不了反而做得更频繁。

在此案例中亮亮不但有肢体抽动的动作，还有喉咙发声，并且伴有强迫动作、情绪不稳等表现，严重影响到了亮亮正常的生活及社交活动，他的这些怪动作都是疾病的表现，凭借个人意志难以控制。当孩子出现不断地挤眼睛、做怪相、清嗓子、鼓肚子等现象时，很多家长都认为这是"坏毛病""坏习惯"，甚至当作"沙眼""结膜炎""咽炎"等反复在眼科、耳鼻喉科就医，最后情况却越来越严重。其实，这是一种儿童青少年期常见的心理行为障碍——抽动障碍（也叫抽动秽语综合征）。

如果发现孩子出现不自主的、无目的性的、重复的、快速挤眉弄眼，努嘴，吸鼻，伸舌，甚至扭脖子，鼓肚子，耸肩，甩胳膊，蹦跳；或伴有清嗓子甚至骂人行为等，家长应考虑抽动障碍的可能。这些动作常反复发作，无法自控，若失治误治，呈渐进性加重，伴发心理障碍，如强迫症状、情绪异常等。一般不能自愈，只有极少数到青春期才有缓解。在多数情况下，一个患儿身上只出现上述症状中的一两种，病情时轻时重。男孩明显多于女孩。症状较轻者如果能及早发现、尽早调整患儿的心理状态，大部分可自行缓解。症状严重者则需要进行系统的药物治疗和心理治疗。但这一切需要在专业人员指导下进行，所以及早就医是关键。

三、冲动攻击性行为

冲动性行为，指突然发生，无明显动机和目的的行为，患儿事先没有任何考虑，冲动之下的行为找不出任何解释的原因，也不受意志的控制，主要见于精神分裂症和癫痫精神运动性发作。攻击性行为，指突如其来的对旁人进行言语性或躯体性攻击的行为。攻击性行为在儿童青少年时期甚为常见，可表现程度不同，反复出现的打骂父母或其他人，或破坏东西，发泄自己的情绪。易激惹，容易冲动与父母对立、违抗，对小伙伴或动物残忍和不适当的行为，突然袭击他人，可能导致严重后果，儿童攻击性行为的因素复杂多样，需详细分析发生的因素、动机、目的和发生攻击行为时的处境和意识状态，本身对攻击行为过程的记忆和认识。一般多见于行为问题、品行障碍，也可见于精神分裂症、癫痫和对立违抗障碍。

案例

随着孩子的生长发育，他们的身体逐渐长大，手脚变得更加灵活，但也会惹出一些麻烦来。牛牛的妈妈发现自己的孩子天生具有一种正义感，虽然他才4岁，但是看到自己的小伙伴或小区里的小朋友被别人欺负哭时，牛牛就会冲上去把对方推倒。小明的家长也有同样的烦恼，因为小明小时候生病比较多，家人对他特别宠爱，只要能满足的要求都会满足，尽量不让他哭闹。但是随着年龄的长大，小明外面交往的小伙伴也增多了，孩子显得很霸道，自己的东西别人不能拿，看到别人的好玩的，就跑过去抢，抢不到就会打别人。

幼儿攻击性行为，以攻击他人及破坏物体为主要表现。孩子的咬、抓、打人、扔东西等现象在心理学上称为"攻击性行为"，分为敌意性攻击和工具性攻击两种。前者的主要目的是伤害对方，而后者是为了争夺物体、领土或权力而发生的身体上的冲突且使他人在此过程中受伤的行为。在1岁左右开始出现工具性攻击，到2~3岁时没有对象的发怒逐渐减少，在受到别人攻击后以躯体性的攻击反击，出现报复性攻击。3~5岁后躯体攻击减少，而起外号、嘲笑、说坏话、毁谤等语言攻击增加。在幼儿期，以工具性攻击为主，是为了争抢玩具和物体而发生。根据加拿大蒙特利尔大学最近的研究表明，儿童的攻击性行为一直持续到5岁，之后才会基本形成用"非暴力"方式满足自己需求的能力。负责该项研究的科学家指出孩子的攻击性不是后天学得的，相反，控制"暴力"倾向的能力才是后天学会的。

当孩子出现攻击性行为时家长首先要理解某些气质特点的孩子在1岁半左

右会有一个攻击行为频繁的时期，因为这个时期的孩子思考方式是以"自我"为中心，同时，他们言语水平不高，不能很好地表达自己的感受，家长应该注意了解孩子行为背后的动机，多分些时间陪伴孩子，建立良好的亲子关系，提供更多的发泄情绪的途径，耐心地陪伴孩子度过这个关键时期。

孩子可能在入园以后出现频繁的攻击行为，而且多以打人、推人，甚至撒谎等不良习惯出现。这个时期的孩子很善于从周围环境中学习、模仿各种行为动作。所以，家长要注意反省自身是不是有一些不良的表现影响到孩子，要注意为孩子树立良好的行为榜样。同时，要考虑孩子是不是受到媒体的暴力倾向影响，尽量让孩子远离有暴力倾向的电影、电视。

当孩子发生与他人争抢玩具的行为时，家长要教给孩子用协商的方法，减少攻击性行为。可以通过讲故事、做戏剧角色扮演的游戏让孩子学习与分享，学习处理冲突的恰当方法。不要采取简单粗暴、打骂等暴力性方式处理攻击性行为。许多家长怕孩子在冲突中吃亏，或过度参与其中，或教孩子以暴制暴，这都是非常不恰当的方式。

研究认为有4%的儿童其攻击性行为会延续至少年和成年期，转变成严重的反社会性行为。因此，对于在一般沟通与学校教育中处理效果不好的、持续性的或严重的攻击性行为，建议家长找专业医生进行治疗，防止发展成为青春期或成人期的反社会行为。

四、一般行为问题

一般行为问题是指在儿童心理发育过程中出现，并引起抚养者烦恼的单个行为异常，不同年龄阶段有不同的行为问题，各种异常现象，持续的时间长短也不等。随着年龄的增长，教育和环境的变化，一般行为问题均可逐渐消失，一般不会持续到成年期，因此一般行为问题也称作发育性问题。我们介绍几种常见的一般行为问题及应对策略。

（一）咬指甲

该行为主要表现为反复出现咬指甲和指甲周围的皮肤，甚至咬足趾甲。一些儿童因反复咬指甲致使手指受伤或感染。咬指甲是儿童期常见的不良习惯，一般开始于3～6岁，可持续至青春期，甚至持续终身，很多人小时候都有过咬指甲的经历。

案例

在儿童心理门诊经常遇到，家长前来咨询的，因为他们的孩子总是喜欢咬指甲，起初以为是身体缺乏某种微量元素，但是经过综合医院对各个指标的检查，并没有发现有何异常。家长抱怨说，我们的孩子从小到大甚至都没有用过指甲剪刀，都是自己咬掉的，有的在咬指甲的同时，会将指甲周围的皮肤也咬掉，家长看着非常的心疼，但是劝说也没用，因此家长感到非常困惑，孩子到底为何喜欢咬指甲？

咬指甲的发生与心理紧张和情绪不稳有关，反映出紧张、抑郁、沮丧、自卑、敌对等情绪状态，其根源可能是受关注不够或缺乏安全感。而有些孩子，由于咬手指甲的持续存在，反过来又会产生紧张、焦虑的情绪，成为继发性精神刺激因素。儿童开始咬指甲前往往有诱因，如家庭气氛不和谐，父母关系紧张，经常吵架，受到老师和家长的批评、训斥等，通过咬指甲的行为可以缓解紧张情绪，长久以后形成习惯。一些儿童是在模仿他人咬指甲后习得这种行为。另外一些儿童是多动行为表现之一，因为孩子好动而不能安静，当控制他们其他的过度活动后，转化为咬指甲的行为。咬指甲的危害是显而易见的，因指甲缝中和指尖上会沾有大量的细菌、病毒等病原微生物，可能导致口腔或牙齿感染，严重的还会引发消化道传染病如细菌性痢疾等。长期严重的咬指甲还会引起儿童的牙齿伤害，造成牙齿排列不整齐，甚至影响孩子的容貌。咬指甲还可能造成指甲畸形，破坏甲床，引发出血或感染，导致甲沟炎。

纠正孩子的咬指甲行为要做到以下几点。

1.首先是对父母进行心理辅导，去除孩子咬指甲的诱发因素。给孩子创造宽松的学习、生活环境，多从正面关注和肯定孩子的良性行为，对孩子的期望水平与孩子的实际情形相应，不要给孩子过大的压力，消除造成孩子紧张的各种因素。

2.改善家庭环境，家庭气氛民主宽松，要给孩子表达自己的意愿和对家庭事务不同意见的机会，特别是让他有表达愤怒等不良情绪的机会，通过释放不良情绪而建立自信。

3.引导孩子多参加一些活动，多交朋友，通过从事感兴趣的活动或与其他小朋友做游戏转移注意力，减少咬指甲的机会。

4.定期给孩子剪指甲，千万不可体罚和大声训斥孩子，不要粗暴地强行将孩子的手指从嘴里拉出。但是，当孩子咬指甲行为减少，或者主动把手指从牙齿间移出时要及时给予赞扬。

（二）习惯性摩擦综合征

表现为反复出现的双腿伸直交叉摩擦，或以会阴部倚靠在物体上摩擦，伴有面红出汗的现象。

案例

丽丽是个可爱的小女孩，正上小学一年级。爸爸妈妈忙于做生意，平时的生活起居由保姆照料，最近保姆向妈妈反映，多次发现丽丽躺在床上摩擦会阴部，或者在坐着时双下肢伸直绷紧，交叉摩擦，同时出现面色潮红，两眼凝视，额头微微出汗等现象，持续几分钟后停止。妈妈也搞不清是怎么回事，就很着急地带她来到了医院，丽丽见到医生，表现得很难为情，没等妈妈对医生开口就哭了起来。

丽丽的这种情况叫作习惯性摩擦综合征（或交叉擦腿综合征），属于一种行为问题，在形式上与大人的手淫行为类似，但是在性质上又不同，类似于吸吮手指等习惯性行为问题。半岁左右的婴儿就可出现这种行为，但大多数发生在2岁以后，且女孩较男孩多见。造成本症的原因可能与外阴部刺激有关，如湿疹、包茎、蛲虫病、内裤太紧等因素，导致外阴部发痒，孩子因此而摩擦，以后渐成习惯性动作。也有人认为这是幼儿的一种自我安慰，类似于吸吮手指；较大的孩子也可能因好奇，或偶尔获得的欣快感而进行摩擦，日久成为习惯。

父母应该注意观察孩子发作时的表现。这种行为问题发作时，幼儿有的两腿并拢或交叉内收反复摩擦会阴部，也有的小孩子愿意把枕头、棉被等夹在两腿间来回摩擦，摩擦时会出现面红、眼神凝视及额头或全身出汗等现象。孩子多在入睡前、刚睡醒时或独自玩耍时进行。每次持续数分钟，发作次数不等，有的一日数次或数日一次。

对于患有习惯性会阴部摩擦动作的幼儿，家长要冷静对待，既不能置之不理，也不能简单地视孩子为"不正经"。当发现孩子正在摩擦会阴部时，家长应立即予以终止、纠正，但一定要注重方式方法，最好以其他有趣的事情分散其注意力，切忌对孩子责怪、打骂、羞辱、讥讽，以免使其精神紧张、抑制。对具备一定理解力的儿童，要告诉他这样做是不卫生的，鼓励孩子把它作为一种"坏习惯"改正，并给予适当惩罚，从正负两个方面予以强化。要使孩子轻松愉快，解除心理压力，衣裤、被褥不可太厚、太紧，鼓励幼儿多参加各种游戏和活动。每晚睡觉前安排体力活动，使之疲劳后易入睡，睡醒后立即穿衣起床，避免发作。

习惯性会阴部摩擦动作一旦养成，往往不易纠正，重要的是预防，要做到以下几点。

1.从小培养幼儿良好的卫生习惯，定时清洁阴部，查看内裤是否合身，不要穿紧身裤，保持会阴部清洁、干燥。

2.合理安排幼儿的生活，使其生活丰富多彩，以免幼儿因寂寞而去玩弄自己的生殖器，特别是大人对男孩不应抚弄其生殖器逗乐。

3.及时查找生理或心理不适，有针对性地加以消除，如消除孩子会阴部局部感染，对情绪过度紧张、焦虑者应给予心理疏导。

4.父母与幼儿应及早分床、分房间，家庭条件不许可的，父母应特别注意在同房时不要让孩子看到，同时杜绝收看不良影视节目。

5.必要时可向儿童心理科医生求助。

（三）遗尿症

表现为5岁以后的儿童反复出现夜间或午睡时排尿失控（即尿床）的现象。儿童控制大小便发育的年龄差异较大。一般来说，1～2岁儿童不能自行控制大小便，约50%以上2～3岁儿童可自己控制大小便，但对夜尿的控制力仍差。约80% 4～5岁儿童可以控制夜尿。4岁以上绝大多数儿童可以控制大便。5岁以后一般都能控制夜尿。如果5岁以后仍不能自主排尿，而检查又没有泌尿系统感染和畸形、膀胱功能失调、隐性脊柱裂和神经系统疾病等疾病，则属于功能性遗尿症。

案例

小明是个6岁的男孩，在父母带领下低头进入诊室。一进来后就直接坐在沙发上，低着头一言不发。爸爸妈妈紧锁着眉头，不时叹气地跟医生描述小明夜里尿床的现象，说到激动时还狠狠瞪了小明一眼。小伙伴们也都知道小明有这个毛病，并时常嘲笑小明"又画地图啦"。小明及家人为此感到非常困惑和烦恼。

医生详细询问病史及检查后，排除了泌尿系统感染和畸形、膀胱功能失调、隐性脊柱裂等疾病，诊断小明的这种情况属于功能性遗尿症。功能性遗尿症是指5岁后仍有原因不明（非器质性因素所致）的不自主排尿，主要表现为夜睡时尿床。遗尿症分为原发性遗尿及继发性遗尿两类。原发性遗尿指从小到大一直尿床；而继发性遗尿指有过6个月以上的一段时间不尿床，之后又再次出现尿床的情况。原发性遗尿与膀胱括约肌控制力差，未建立排尿控制有关。家长不要过分依赖纸尿裤，要定时给宝宝把尿，帮助建立排尿的条件反射。

在训练孩子排尿时不能简单、粗暴、强迫，从而容易造成孩子对便盆产生紧张恐惧心理及反抗情绪。继发性遗尿多数与心理因素，如自己及家庭的应激事件等有关。例如父母吵架等家庭气氛紧张；家里突然多了个小弟弟；离开母亲来到一个新的环境等。而偶尔的遗尿本身对一些容易紧张的孩子来说也是一种压力。如遗尿后恐惧父母的责备、打骂；周围人对孩子遗尿后的嘲笑、讽刺等都会加剧孩子的紧张，影响孩子的自尊、自信。

（四）睡眠障碍

睡眠是人体的基本生理需要之一，人类1/3的时间在睡眠中度过。睡眠障碍，不仅影响儿童青少年身心健康，生活质量和学习效率，而且与心理精神状态有密切关系。

1.夜惊

又称睡惊症，指儿童在睡眠中突然惊起，伴有强烈的焦虑和自主神经症状，多见于4~12岁儿童，4~7岁为发病高峰，男孩略多于女孩，是一种睡眠障碍。目前这种疾病病因不清，可能与遗传因素有关，50%的患儿有家族史。也可能与心理因素有关，如睡前听了紧张兴奋的故事，看了惊险的电影等，家庭气氛紧张，意外生活事件等也可以引起夜惊。夜惊症，常发生在入睡后90~120分钟，儿童在睡眠中突然惊起，两眼直视或紧闭，哭喊、手足乱动，坐于床上或下地走动，表情十分惊恐，意识呈朦胧状态，对周围的事物毫无反应，呼之不应，极难唤醒，发作时伴有呼吸急促，心率增快，瞳孔扩大，出汗等自主神经症状，一般持续1到3分钟，患儿可再次入睡，并转变为快速动眼睡眠状态，次日对发作经过不能回忆，重症患儿可一夜发作数次，一次持续约30分钟。

2. 梦游症

又称睡行症，表现为病人在夜间睡眠中突然起床，下地走动，是睡眠和觉醒同时存在的一种意识改变状态，多发生在睡眠的前1/3阶段。本病50%的儿童起病于4～6岁间，男孩多于女孩，大约15%的5～12岁儿童至少有过一次梦游症发作，3%~6%的儿童发作超过一次。国内流行病学调查资料提示儿童梦游症患病率为0.63%~1.93%。该病可能与遗传因素、神经生理发育不成熟、心理因素有关。心理因素，如家庭中矛盾冲突，情绪焦虑，学习紧张，与本病的发生有一定的关系。发作时，患儿从熟睡中突然起床，意识朦胧，双目凝视，在室内或室外走动，有时也做些比较复杂的动作，似有目的性，如搬东西，开动门窗，走出室外活动，患儿能够躲避障碍物，也可被绊倒跌伤，甚至发生危险，有时喃喃自语，但不能正确回答问题。发作时可持续数分钟至半小时，然后自行上床入睡，次日对昨夜发作过程，完全遗忘。轻症每月发作1～2次，重症每周数次。

3. 发作性睡病

以反复发作睡眠为特征，常伴有猝倒，睡眠瘫痪，入睡幻觉及夜眠障碍等，通常起病于15岁之前。发作性睡眠常为本病的首发症状，发作时不分时间地点，且多为正常人不易入睡的情况下发生，如上课、学习、开会、走路、乘车及文体活动时，出现难以抗拒的嗜睡现象，尤其在饱食后更易促使睡眠发作，睡眠的深度和时间不定，有的仅处于朦胧状态，睡眠浅而易醒，有的睡眠很深，时间也长，每日发作一至数次不等，每次持续5~30分钟，也可达数小时，睡眠的性质和普通睡眠一样，可以随时唤醒，醒后感到精力充沛。猝倒发作，常在恐惧，惊骇，愤怒或大笑时，突然发生全身无力，肌张力消失，可突然倒地而不能活动，历时几秒钟或几分钟而后缓解，轻症患儿只表现为垂头、腿软，意识清楚。睡眠瘫痪一般只在入睡或觉醒时发病，表现为全身肌肉弛缓性瘫痪，不能活动，也不能讲话，但意识清楚，一般持续几秒钟，重症可达10～30分钟，呼唤或轻轻推动，患儿即可完全恢复。入睡前幻觉常出现在入睡前，有时也可出现在觉醒时，多为幻视和幻听，也可是幻嗅，内容非常恐怖，看到鬼怪猛兽等，可在白日或夜间发生，一般持续几分钟，有10%~15%的发作性睡病可在无睡眠情况下出现幻觉。此外，发作性睡眠患儿，常有夜眠障碍，其特点是睡眠短浅，多梦易醒，因而更易引起白日睡眠发作，儿童患病可影响学习和智力的发展。

（五）进食障碍

多发生于儿童青少年时期，颇受家长的关注，是一组因心理情绪异常所引起的进食方面的障碍，包括神经性厌食、神经性贪食、神经性呕吐。

1.神经性厌食

是由多种因素引起的进食障碍，表现为有意节食，饮食量减少，甚至达到不肯进食或拒食，体重明显减轻，并低于正常标准，多见于青少年女性，近年来发病有明显增长趋势。

案例

萧某，女，15岁，因进食极少，明显消瘦1年余而来就诊。患儿于去年准备中考，精神高度紧张，自尊心强，为考取重点中学，早上很早起床，不吃早饭就上学，午餐在学校就餐，有时不爱吃，就只吃少量食物，因考试前学校组织体检，班上有个女同学与患儿开玩笑说，她比某某同学个子矮，但体重却多2.5公斤，患儿听后心情不愉快，回家后闷闷不乐，从此晚上很少进食，只吃少量水果或蔬菜，而且不吃炒菜，认为里面有油。家长发现她回家总称体重，照镜子，天天问母亲，自己是胖了还是瘦了，特别注意自己的身材，为此母亲非常着急。患儿体重1年内下降了15公斤，在家经常因吃饭与父母吵闹，学习成绩有所下降，又责怪父母让其吃饭，浪费了很多时间，同学老师均感觉患儿明显消瘦。在医生启发下，患儿谈到不吃饭是因为不饿，认为同学都比自己瘦，希望保持体形，并抵制父母让自己进食，认为没必要吃过多食物，吃了反而会导致肥胖及糖尿病，因母亲有糖尿病，自觉精力很好，每天学习也很正常，从无饥饿感，并说自己每天都在吃饭，只是不喜欢吃主食，水果，蔬菜也含有营养。

该案例患儿为神经性厌食，多数学者认为该病的发生与心理社会因素有关，发达国家患病率高，富裕阶层多，城市高于农村，女性患者尤其青春期少女多见，表明社会化因素在发病中起着重要作用。在现代都市化社会中，青春少女、知识女性为追求苗条的身材，过分担心自己的体重，盲目追求以瘦为美的体型，采取不恰当的进食方式来满足自己的追求欲望。也有人认为起病与家庭生活条件及人际关系的重大改变有关，有人是在注意控制饮食以后出现的体重减轻或厌食，轻者影响生长发育，重者生命可受到影响。

神经性厌食的主要表现是：进食的主动性减少，吃饭时提不起精神，无饥饿感，进食的饭量逐渐减少，到最后拒绝进食，例如，某初中女生，每顿饭只吃一到两块拇指般大小的饼干，吃完后就马上去做剧烈的长跑运动，其目的是尽快消耗热量和脂肪，达到减肥的目的。还有些儿童是在父母强迫下进食，而饭后则偷偷跑到没人地方，用手刺激咽部引起反射性呕吐，将所吃食物全部吐出，或在吃饭时趁别人不注意，偷偷把饭菜扔掉，或服用大量腹泻药，造成腹泻，将进入肠道的食物排泄掉，达到减肥目的，长期厌食会表现为身体软弱无力，头晕眼花，皮肤干燥，头发枯黄、缺乏光泽；血压下降，体温低于正常，脉搏变弱，下肢水肿，便秘；少女会导致月经紊乱，甚至闭经，子宫发育不良；严重者可出现骨瘦如柴，呼吸变浅，水电解质代谢、酸碱平衡发生紊乱，导致多系统脏器的严重病变，甚至危及生命，如家长发现孩子具有类似表现，应该及时到专业医疗机构寻求帮助。

2.神经性贪食

是指反复发作的暴食行为，在短时间内大量进食。在暴食时，即使患儿意识到这种进食是不正常的，自己也不能控制。

案例

　　王某，女，15岁，高一学生，从农村考到城市一所重点高中，为住校生，因学校对学习要求严格，晚上10点才下自习，8个同学住一个寝室，有些不习惯，早上5点起床跑步，反而难以适应，时常不高兴就吃零食。有时早餐前就要吃掉一包方便面，然后早餐照吃，下课还要再吃一个面包，总有吃不饱的感觉，也知道吃得太多要发胖，但看见有吃的或同学吃零食，就不能控制自己，必须马上拿到食物，快速吃进去，还担心被同学看到或讥笑自己。多次下课后，偷偷跑到没人的地方，把书包中的面包饼干或其他零食快速吃完，食量大增，两个月后体重增加五公斤。患儿自己也很着急，每次进食后又很后悔，曾几次进食后用手抠咽部使自己呕吐，平时学习成绩中等，性格内向，不太善于与同学交往，在同学面前表现害羞、腼腆，不善表达。与医生交流后，患儿承认，知道自己进食不正常，但自己无法控制，哪怕是吃完再吐，也要设法吃进去，一日三餐进食量比高中前大增，体重明显增加，希望得到治疗。有时伴焦虑紧张，越着急越不开心，就越想吃东西，陷入了恶性循环之中。

　　该案例为神经性贪食患儿，病因目前尚不完全清楚，但学者认为与心理社会因素有密切的关系，可能家庭不和、学习压力过大、负担过重等因素，使其内心压抑紧张，而吃东西会暂时减轻这种不愉快的情绪，久而久之形成贪食，引起大脑摄食中枢对摄食的控制障碍，达到自己不能控制的程度。孩子出现反复暴食，大量快速地进食很多食物，进食量比以前有成倍地增加，患者时常用暴食来缓解压抑的不愉快的心情。多数情况下，患儿暴食具有隐蔽性，避开周围人，偷偷迅速地狼吞虎咽，吃下较多的东西，事后又会感到悔恨、内疚、情绪焦虑、抑郁，担心体重增加，进食之后想办法用手刺激咽部引起呕吐，或使用催吐导泻药物，暴食过后经常会出现腹胀、腹痛、消化不良等症状。如果发现以上情况，应引起家长的足够重视，及时寻找专业医疗机构寻求帮助。

（六）品行障碍及对立违抗障碍

品行障碍是指在儿童少年期反复持续出现的攻击性和反社会性行为，这些行为违反与年龄相适应的社会行为规范和道德准则，侵犯他人权利，轻则影响儿童少年本身的学习和社交功能，重则损害他人或公共利益，给家人带来痛苦，给社会造成危害。

案例

患儿男孩，13岁，初二学生，因为不听管教，经常违反学校纪律，频繁与人发生冲突而来医院就诊。患儿的父母忙于做生意，无暇管他，从小由奶奶养大，视之为心肝宝贝，给很多的零花钱，整日零食不断，总觉得他读书还可以，花多一点也无所谓，养成了爱花钱的恶习，小学时经常因为父母给的钱不够花，而有小偷小摸的习惯，进入初中以后，开始说谎话，发脾气，不接受父母老师的批评，多为自己辩护，而且越来越以自我为中心，好支配和指责同学，自私，缺乏同情心，甚至有一次班级大扫除，他故意将水泼到清扫过的地面上，还哈哈大笑，同学都远离他，他几乎没有朋友。与医生交流中，患儿称学习没意思，看到别人不顺眼就来气，总想打人，觉得这样活着才过瘾，对自己的行为没有丝毫的悔意，认为父母从小不管自己而仇恨父母，不认为自己有问题，诊断为品行障碍。

品行障碍是一种较常见的现象，国内报道该障碍患病率为1.45% ~ 7.35%，男女比例为8.9∶1。患病高峰年龄为儿童的后期和青少年早期。目前认为该障碍也是生物学因素、家庭因素和社会因素等相互作用所致，确切病因不清。其中家庭不良因素包括家庭严重不和睦，缺乏爱和温暖的亲子关系，双亲对孩子缺少监督或监督无效，双亲对孩子的管教过严或不良的社会交往，家庭成员道德水平低，缺乏良好的行为榜样，如酗酒、性犯罪，家庭社会经济地位低等。社会不良因素包括追求高消费，经常接触暴力或黄色文化，不良的社会交往，如同伴有敲诈、欺骗、偷窃等行为，接受不正确的道德观和价值观等，均对该障碍的形成起重要的作用。另外学业成绩低，学习困难，注意缺陷和多动障碍，困难气质等均与该障碍的形成有一定的关系。

该障碍起始于儿童少年期，主要表现为：对立违抗性行为有经常说谎，而并非为了逃避惩罚；经常暴怒，常怨恨他人，怀恨在心或心存报复；常拒绝或不理睬成人的要求或规定，长期严重地不服从；常因自己的过失或不当行为而责怪他人，常与人争吵，常与父母老师对抗，经常故意干扰他人等。反社会性行为及攻击性行为有经常逃学，擅自离家出走，不顾父母禁令而彻夜不归，加入社会上的不良团伙，一起干坏事，经常虐待动物，故意破坏他人或公共财物，故意纵火，经常偷窃、勒索和抢劫他人钱财或入室抢劫，反复欺负他人，经常挑起或参与斗殴，对他人进行躯体虐待，或持凶器故意伤害他人，强迫与他人发生性关系及猥亵行为等。

对立违抗障碍是以对抗、消极抵抗、易激惹、敌对等行为为特征的一类障碍，一般表现为对父母及熟人的逆反，呈慢性过程，它不仅影响儿童的学校、家庭和社会生活，而且容易导致儿童持久的学习困难，行为问题和低自尊心，进而出现更多的情绪问题以及人际交往障碍。该障碍多见于10岁以下儿童，主要表现为明显的不服从，违抗或挑衅行为，即以对立违抗性行为为主要临床表现，没有更严重的违法或冒犯他人权利的反社会或攻击性行为。

五、其他心理行为相关问题

（一）烟草或酒精依赖

近年来，我国青少年物质滥用问题日益突出，而青少年中常见的物质滥用的类型，包括烟草及酒精的滥用。我国青少年吸烟现状不容乐观，据卫生部发布的《2008年中国控制吸烟报告》指出，我国现有13～18岁青少年1.3亿，约有1500万名青少年烟民，吸烟率为11.5%，尝试吸烟的青少年不少于4000万，而且呈逐年上升的趋势。

青少年吸烟的影响因素可分为自身、家庭及社会环境三部分。研究显示，同伴的直接压力，父亲吸烟的态度和自身反叛性，可以显著的影响青少年吸烟行为的发生。好奇和不良情绪往往是青少年尝试吸烟的主要原因。心理压力也是促使中学生尝试吸烟的重要因素，对学习不感兴趣，学习成绩差是吸烟饮酒的危险因素。研究显示，有吸烟行为的青少年具有反抗性强，倾向于寻求刺激和冒险，较为冲动，倾向外控等个性特征。家庭对于青少年吸烟行为有明显的影响，父亲吸烟行为和态度，与初中生吸烟行为有非常明显的关系。父母关系不和或单亲家庭是吸烟及饮酒的危险因素，长期不与父母居住，特别是近些年来，农村留守儿童的增多，这些儿童由于缺少监护人有效的监管，更倾向于出现吸烟等不良行为。另外，父母不恰当的管教方式，如管教太严或放任不管，袒护或打骂体罚等是吸烟饮酒的危险因素，而父母经常与孩子交流则是相应的保护因素。另外，对于青少年吸烟行为，同伴的压力是一个不可忽视的因素，好朋友吸烟是青少年吸烟的危险因素，对男性女性均是如此。青少年由于心理发育尚不成熟，特别容易受同伴的影响。

目前我国青少年饮酒问题也已日益严重，研究发现，青少年饮酒的人数众多。一项对全国18个省份中学生的调查发现，我国51%的中学生曾经饮过酒，其中男生饮酒率高达59%。不仅如此青少年首次饮酒的年龄呈逐年下降的趋势。有研究表明，我国60%以上饮过酒的中学生，在13岁之前就开始尝试饮酒。青少年开始饮酒的年龄越小，成年后越容易出现酗酒、酒精依赖、吸毒和高危性行为等问题，也更容易出现与饮酒相关的意外伤害。

国外多项针对青少年研究，均发现饮酒与吸烟、吸毒、抑郁症、暴力、不健康饮食习惯等行为有关。在危险因素方面，青少年饮酒和吸烟的危险因素有很多重叠之处，例如零花钱多，对学习无兴趣，离家出走，上网，撒谎是男生饮酒的危险因素。母亲不恰当的管教方式，父亲文化程度低，与同学关系差，化妆，上网，撒谎，零花钱多是女生饮酒的危险因素。同伴压力是青少年饮酒的重要影响因素，当同伴饮酒时，青少年就面临饮酒压力，饮酒同伴越多，饮酒程度越高，使青少年面临的压力就越大，越可能采取与同伴相同的行为。而父母对饮酒的行为和态度，对子女饮酒行为的影响也非常明显。无论父母自身的饮酒行为如何，只要他们不反对子女饮酒，其子女就很可能成为饮酒者，父母饮酒且不反对子女饮酒时，子女饮酒的概率就会增大。要降低青少年的饮酒行为，要从父母角度入手，纠正父母有关青少年行为的认识，并帮助父母与孩子建立良好的关系，可以有效地降低青少年的饮酒行为。

（二）网络成瘾

随着我国互联网技术的迅速发展，2010年6月底我国网民规模达4.2亿人，虽然网络给我们的工作、学习、生活带来了很大的便利，但是对网络的不当使用也造成很多问题，青少年网络成瘾就是其中之一。网络成瘾又称互联网过度使用或病理性互联网使用，指在无成瘾物质作用下的上网行为冲动失控，导致学业、工作、人际关系等一系列心理社会功能的损害。

网络成瘾具有一些和物质成瘾相似的特征，比如会出现耐受性或戒断症状等表现，网络的某些特质会给使用者带来很多快感，因为使用者可以很容易地重复获得这些愉悦的体验，因此使用者逐渐对上网的需要或冲动难以控制，导致对网络产生依赖，导致沉迷或者上瘾。一旦停止上网，便会产生向往上网的强烈渴望，难以控制，出现烦躁、注意力不集中、睡眠障碍等表现，给自己的精神或身体方面带来极度的困惑和痛苦，并影响正常的工作、学习和生活。网络成瘾，对青少年儿来说有多种表现形式，比如网络游戏成瘾，网络关系成瘾，网络信息收集成瘾，网络色情成瘾，网络强迫行为。

由于长时间沉迷于网络，青少年的身体，学习能力，日常生活，人际交往等方面，会受到很大的影响，并由此滋生一系列的社会问题：如家庭关系恶化、违法、犯罪等行为，也影响到整个家庭乃至社会的生存和发展。沉迷网络，对身体造成极大的影响，如视力下降，肩背肌劳损，睡眠节律紊乱，消化不良，免疫功能下降等问题，由于青少年正处在身体发育的关键时期，这些问题严重妨碍他们的身体健康正常生长。从心理方面来说，网络成瘾的青少年学习时，常常注意力不集中，不持久，记忆力减退，认知功能下降，由于长期依靠视觉形象思维，逻辑思维活动能力迟钝，由于沉迷于虚拟世界，对日常的工作、学习、生活缺少兴趣，与现实疏远，待人冷漠，缺乏时间感，不能面对现实生活，常常处于上网和不敢面对现实的心理冲突之中，虽然知道许多现实生活中的问题靠网络解决不了，但不知道怎样与他人沟通交流，往往情绪比较差，对世界保持消极悲观的认识。

网瘾青少年就是指长时间上网，沉迷于网络的青少年。美国心理学会对网瘾判断标准如下。

1. 每个月上网时间超过144小时，即一天4小时以上。

2. 头脑中一直浮现和网络有关的事。

3. 无法抑制上网的冲动。

4. 上网是为逃避现实、戒除焦虑。

5. 不敢和亲人说明上网的时间。

6. 因上网造成课业及人际关系的问题。

7. 上网时间往往比自己预期的时间久。

8. 花许多钱在更新网络设备或上网上。

9. 花更多时间在网上才能满足。

以上条件凡有5项以上符合，即说明上网成瘾。在2005年和2007年发布的《中国青少年网瘾数据报告》中，有对网瘾的界定，在认同上网给青少年的学习、工作或现实中的人际交往带来不良影响前提下，如果出现：① 觉得在网上比在现实生活中更快乐或更能实现自我；② 每当网络的线路被掐断或由于其他原因不能上网时会感到烦躁不安、情绪低落或无所适从；③ 向亲人隐瞒了自己上网时间三个条件中任何一个，就认为该网民从一定程度上具有网瘾特征，即判定属于网络成瘾。

造成网络成瘾的原因，往往比较复杂，多种原因综合作用的结果。一般分为外因和内因。外因即社会环境的影响和家庭教育的缺失。社会环境影响包括网吧的随处可见，网络游戏的大肆流行，网络色情、暴力的泛滥等；家庭教育的缺失是指大多数家长往往忙于工作没时间管理孩子，只注重孩子物质的满足，关心孩子的学习成绩，不注重满足孩子的心理需求。网络成瘾的内因，包括孩子的满足感、成就感缺失、由于成绩较差，缺乏周围人的认同感，自信心缺乏，性格内向，同周围同学人际关系差，心理空虚，缺少宣泄途径，为满足自己的内心等因素。

第三章　儿童心理障碍的诊断

第一节　儿童精神心理科咨询就诊的一般原则

一、遇到哪些问题时需要到儿童精神心理科就诊

儿童心理障碍主要包括认知障碍、情绪和情感障碍、运动和行为障碍、一般行为问题、其他心理行为相关问题等多个方面，家长在孩子成长过程中应重点关注上述这些方面，如果孩子在某一阶段突然发生了变化，出现了与之前的状态或者与其同龄儿童的表现有明显差异的情况时（如情绪不稳定，行为的退行或者异常，幻觉，妄想等），这种异常的表现可能是家长观察到的，也可能是由他人反映的（如孩子的老师、同学等），一旦发生这样的情况，家长不能判断孩子是健康状态还是心理疾病状态时，应该尽快带孩子到儿童精神心理科进行就诊咨询。

二、到儿童精神心理科就诊的注意事项

在临床工作中经常碰到家长独自到医院进行咨询，希望医生给予明确诊断和指导意见，甚至给予治疗方案，但这种情况往往达不到目的。鉴于儿童心理发展的特殊性，目前对儿童精神心理障碍的诊断仍需要医生对孩子进行详细的

精神检查，辅以相应的辅助检查后才能确定，因此，家长在就诊前咨询时，应该尽可能详细描述孩子成长过程中的问题，家长描述得越清楚对医生诊断越有帮助。除此之外，家长还需要带孩子就诊，医生与孩子面对面的沟通有助于全面了解孩子的情况，完成精神检查，从而确诊孩子是否存在问题。

三、临床医生诊断儿童心理障碍的依据

家长接受孩子存在心理障碍并不是一件容易的事情，由于心理障碍目前还不能根据相关检查结果确诊，需要临床医生结合实际情况进行判定，但是儿童心理障碍的诊断并不是医生根据个人经验完成的，医生在工作中会根据相应的诊断标准做出诊断。目前临床诊断采用的诊断标准包括《国际疾病诊断和分类手册》(ICD-10)和《美国疾病统计与分类手册》(DSM-Ⅳ、DSM-5)，这些诊断标准之间略有不同，但总体诊断分类和诊断思路基本都是一致的(见表3-1)。

表3-1　ICD-10、DSM-Ⅳ、DSM-5诊断标准异同

ICD-10	DSM-Ⅳ	DSM-5
精神发育迟滞	精神发育迟滞	智力障碍
特定性学校技能发育障碍	学习障碍	特定学习障碍
特定性运动功能发育障碍	运动技巧障碍	运动障碍
特定性言语和语言发育障碍	交流障碍	交流障碍
弥漫性发育障碍	广泛发育障碍	孤独谱系障碍
多动性障碍 品行障碍	注意缺陷及破坏性行为障碍	注意缺陷多动障碍
婴幼儿和童年喂食障碍	婴幼儿喂养和饮食障碍	
抽动障碍	抽动障碍	抽动障碍
非器质性遗尿症 非器质性遗粪症	排泄障碍	
特发于童年的情绪障碍	婴儿、儿童或少年期其他障碍(分离性焦虑、选择性缄默)	并入焦虑障碍章节

无论在临床上使用哪一版本的儿童心理障碍诊断标准，临床医生都会通过从症状学标准（即您的孩子有哪些异常的表现？——临床医生通过向父母问诊和对孩子的精神检查而获得），病程标准（从异常表现出现到就诊的时间），严重程度标准（是否影孩子的正常社会功能）和排除标准（是否排除器质性疾病或者其他儿童心理障碍）四个方面进行问诊并做出诊断，而这种半结构化的诊断标准的诊断一致性得到了多个临床研究的验证。

综上所述，虽然儿童心理障碍相关疾病尚不能通过客观辅助检查明确诊断，但并非如大家所想为临床医生凭借个人经验而做出诊断。而且随着科学进步和对疾病认识的不断深入，儿童心理障碍相关疾病的诊断也是逐渐发生变化的。近些年精神医学最为突出的变化是强调了儿童精神健康问题对人的终身影响，以及儿童时期的精神障碍与成人精神障碍的关系密不可分。无论是《国际疾病诊断和分类手册》，还是《美国疾病统计与分类手册》中都意识到了这一点，儿童精神疾病的单独分类已被取消，儿童精神障碍按生命发展周期的规律融入整个精神障碍的分类中，体现了儿童精神障碍的终身影响和早期防治的重要性。目前DSM-5中，抑郁障碍分类中有关于儿童的问题，如分类中第一个疾病破坏性心境失调障碍就是儿童抑郁问题，焦虑障碍分类中也有儿童焦虑障碍。以儿童为主的精神障碍也开始强调在成人中的表现和终身影响，如注意缺陷多动障碍、孤独症谱系障碍、抽动障碍均不需贯有"儿童"的前缀，不再强调儿童注意缺陷多动障碍、儿童孤独症谱系障碍、儿童抽动障碍。我国2015年出版的《中国注意缺陷多动障碍防治指南（第2版）》中取消了"儿童"前缀，将文中的"患儿"描述均改为"患者"，诊断条目增加了关于成年表现特点的解释。

四、带孩子到精神心理科就诊是否会导致孩子形成心理阴影

很多家长不愿带孩子到儿童精神心理科就诊，认为这样的方式会导致孩子的心理阴影，或者导致孩子给自己贴上有"精神病"或者"心理障碍"的标

签，也有部分家长带孩子就诊，但要求医生不告诉孩子目前存在什么问题，担心孩子受到二次伤害，由于存在这样的想法，导致回避孩子存在的问题，甚至想尽办法给予孩子的异常表现一个近似合理的解释，从而导致孩子没有及时得到合理的治疗，进而加重病情。

带孩子到精神心理科就诊真的会导致孩子存在心理阴影吗？结果一定是否定的，孩子在成长过程中存在问题需要解决，首先就是孩子能够清楚地认识到自己存在问题，认识问题是发生改变的第一步，在精神心理科就诊，医生会帮助孩子认识到自己的问题，并且帮助孩子找到合适的方式解决问题，必要时加上心理医生的辅助，能够帮助孩子获得更多的成长。

第二节　常用的辅助诊断工具

一、心理测查工具

儿童心理障碍诊断目前仍依赖于DSM系统、ICD或CCMD-3诊断标准，但在临床工作中精神心理科医生也会依赖于一些心理测量评估来辅助诊断，心理测量评估是一种使心理现象数量化的心理学技术，即行为样本的客观的标准化的测量。一般采用心理测验的量表，以分数或等级对人的心理行为变化进行定量分析和描述，能够一定程度上量化症状的严重程度，帮助家长更加全面地描述儿童的心理状态，辅助临床医生做出诊断。常用工具分类如下。

（一）发展量表

丹佛发育筛查量表（DDST）、贝利婴儿发展量表（BSID）、格塞尔发展诊断量表（GDDS）。

1.丹佛发育筛查测验（Denver Developmental Screening Test，DDST）

（1）测验目的：旨在进行智力筛选，以便对可疑者做进一步诊断性的检查。

（2）适用年龄：0～6岁。

（3）测验时间：15分钟左右。

（4）量表构成：量表有105个要求或项目，根据婴幼儿智能发育的次序先后不同，各项目与0～6岁的某个年龄段相对应。这些项目在测验表分别安排于4个能区，包括：粗大动作、精细动作、语言、身边处理及社会适应能力4大项。

（5）测验结果：分为正常、可疑、异常及无法解释4种。

2.贝利婴幼儿发展量表（Bayley Scales of Infant development，BSID）

贝利婴幼儿发展量表系由美国心理学家Nancy Bayley经过几十年的努力，综合了格赛尔（Gesell）等量表的优点，经过对数千名婴幼儿测验，所研制出来的一套评定婴幼儿行为发展的工具，也是具有完整的信度和效度的检验资料，许多欧美国家和亚、非国家都已相继引用或修订了各国自己的BSID常模，成为国际通用的婴幼儿发展量表之一。

Bayley–Ⅲ对于婴幼儿的评估分为五大领域：认知、语言、身体动作、社会性情绪、适应行为（其中前三者为专业人员对婴幼儿进行评估，后两者则由家长填写针对婴幼儿发展状况的问卷进行反馈）。

3.格塞尔发展诊断量表（Gesell Developmental Schedules，GDDS）

由美国著名儿童心理学家格塞尔（A.Gesell）提出。

适用年龄：4周～6岁。

测试内容：适应性行为、大运动、精细动作、语言、个人社会性行为五个方面。

此量表的设计着眼于判断小儿神经系统的完善和功能的成熟。

（二）智力测验

韦氏学龄前及幼儿智力量表（The Wechsler Preschool and Primary Scale of Intelligence，WPPSI）、韦氏儿童智力量表（Wechsler Intelligence Scale for Children，WISC）。

智力（Intelligence）：是个人行动有目的、思维合理、应付环境有效的一种聚集的或全面的才能。之所以说全面，是因为人的行为是以整体为特征；之所以说聚集，是因为由诸多要素或诸多能力所构成。

1. 韦氏儿童智力量表中国修订本（The Wechsler Intelligence Scale for Children——Chinese Revisiot，WISC-CR）

适用年龄：6 ~ 16岁。

共有12个分测验：言语量表包含常识、类同、算术、词汇、理解、（背数）；操作量表包含填图、图片排列、积木、拼图、译码、（迷津）。

2. 中国韦氏幼儿智力量表（Chinese Wechsler Young Wechsler Young Children scale of Intelligence，C-WYCSI）

适用年龄：4 ~ 6.5岁。

共有10个分测验：言语量表包含常识、词汇、算术、类同词、理解；操作量表包含动物房、图画补缺、迷津、几何图形、木块图案。

（三）行为评定量表

常用的有婴儿-初中学生社会生活能力量表、Achenbach儿童行为量表（CBCL）、Conners儿童行为量表、学习障碍筛查量表、孤独症儿童行为量表（ABC）、耶鲁综合抽动严重程度量表。

1. 婴儿-初中学生社会生活能力量表

此量表主要为检查孩子各种生活能力。量表共包含131道题，分别从独立生活、运动、作业操作、交往、参加集体活动、自我管理等方面评估孩子的生活能力。

2. Achenbach儿童行为量表（Child Behavior Checklist，CBCL）

适用范围：2～16岁。

量表内容分三个部分。第一部分是一般项目，包括姓名、性别、年龄、父母职业等。第二部分为社会能力，共有七大项：Ⅰ参加运动情况，Ⅱ参加活动情况，Ⅲ参加课余爱好小组情况，Ⅳ课余职业及家务劳动，Ⅴ交友情况，Ⅵ与家人及伙伴相处情况，Ⅶ在校学习情况等。第三部分为行为问题，要求父母根据儿童最近半年内表现填写。包括分裂症样、抑郁、不合群、强迫－冲动、躯体化诉述、社交退缩、多动、攻击性行为、违纪行为等9个分量表。

3. Conner's儿童行为量表

主要评定儿童行为问题，特别是儿童注意缺陷多动障碍，可协助用于中枢兴奋剂与行为矫正等对儿童注意缺陷多动障碍的疗效评定，是最广泛应用的一种儿童量表。包括父母问卷、教师用量表与简明症状问卷等三种形式。

4. 学习障碍筛查量表

适用范围：5～15岁。

用途：主要用于学习障碍或ADHD、协调运动障碍类儿童的教育筛查，由教师进行评定。

5. 孤独症儿童行为检查量表（Autism Behavior Checklist，ABC）

有57个描述孤独症儿童的感觉、行为、情绪、语言等方面异常表现的项目，可归纳为5个因子：感觉、交往、躯体运动、语言、生活自理。每项的评分是按其在量表中的负荷大小分别给评1分、2分、3分、4分。由患儿父母或与患儿共同生活达两周以上的人评定即可。≥72分为确定诊断，56～71分为可疑诊断，＜56分为排除诊断。

6. 耶鲁综合抽动严重程度量表（Yale Global Tie Severity Scale，YGTSS）

耶鲁综合抽动严重程度量表旨在通过一系列量纲（如数字、频度、强度、复杂性和干扰）评估抽动症状总的严重程度。应用耶鲁综合抽动严重程度量表的评定者需要具有多发性抽动症的临床经验。最终评定是基于全部现有的资料并反映出临床医生对每一评定项目总的印象。形式是半结构式（semi-structured），医生应先填写抽动观察表及一份上周内发生运动性和发声性抽动（根据父母或病人的讲述及评定过程中的观察予以填写）。然后按照各个项目进行提问，用参考点内容作引导。

评分：该量表分别评估运动性抽动和发声性抽动，且对每类抽动进行5个方面的评价：即抽动的数量频度、强度、复杂性、干扰，每项有0~5分6个评定等级。并独立评估抽动障碍所导致的损害，加入抽动总分中，最后得出量表总分。

结果解释：按<25分属轻度，25~50分属中度和>50分属重度，进行患儿抽动严重程度的判断。同时，该量表还可用于疗效判断：减分率>60%为显效；减分率在30%~59%之间为好转；减分率<30%为无效。

（四）人格测验

1. 艾森克个性问卷（儿童）（Eysenck Personality Questionnai，EPQ）

适用范围：7~15岁。

神经质（N）维度：测查情绪稳定性，高分反映易焦虑、抑郁和较强的情绪反应倾向等特征。

内外向（E）维度：测查内向和外向人格特征，高分反映个性外向，具有好交往、热情、冲动等特征，低分则反映个性内向，具有好静、稳重等特征。

精神质（P）维度：测查一些与精神病理有关的人格特征，高分儿童可能具有残忍、敌意、好攻击、缺乏同情心，无是非感等特征，提示可能为一种问题儿童。

掩饰（L）量表：测查性、遵从社会习俗、道德规范的特征，高分表明掩饰性高。

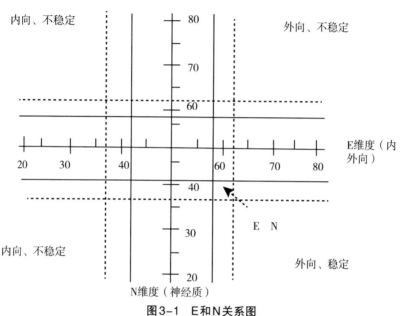

图3-1　E和N关系图

2. 气质量表

气质是一个人心理活动的动力特征，主要表现为心理活动的强度、速度、灵活性与指向性，并以反应的外部特质表现出来，使每个人的心理活动带上个人的独特色彩，制约心理活动的进行。每个人的气质从出生时就有个别差异，而婴幼儿的气质特点较青年和成人更加明显，掩饰性小，易被观察。20世纪40~50年代，就有许多学者从不同角度研究婴儿气质，认为气质影响儿童的成长发育，也影响家长对子女的态度。因而提出不同气质婴幼儿，需给予不同的照顾和教育方式，这对培养儿童的良好个性具有重要的理论与实践意义。

综上可见，儿童心理问题筛查和儿童心理障碍诊断都会借助于量表这一评估工具，但量表评估不能完全替代医生的诊断，目前儿童心理障碍的诊断还是依赖于临床医生根据诊断标准做出的，量表筛查作为自测工具可以初步筛查孩子的心理健康状况。

二、其他辅助诊断

儿童心理障碍并不是全部都独立于其他器质性疾病而单独存在，换言之，部分心理障碍与躯体疾病存在着一定的联系，因此临床医生为了明确诊断也会开具相应的躯体检查，具体如下。

（一）血液学相关检查

1.血常规、生化
排除贫血、肝功能异常等相关疾病。

2.甲功五项（三项）
排除甲状腺功能疾病，甲状腺功能异常与情绪变化密切相关。

3.激素水平
儿童期激素水平紊乱与多种心理障碍相关。

4. CT、MRI、脑电辅助检查
脑器质性疾病如脑炎、癫痫、肿瘤等神经系统疾病也会导致儿童出现心理层面的变化，在诊断过程中如果患者急性起病，存在意识障碍等问题时，往往医生会开具相应的检查进一步排除器质性病变，以免耽误病情。

（二）脑脊液检查

临床工作中，一些急性起病，以行为异常，精神症状为主要表现的患者，与免疫性脑炎相关性极大，因此医生往往要求患者做相应的脑脊液检查明确诊断，以免病情恶化，威胁到儿童的生命。

综上，医生对每一位儿童做出诊断时，都必须遵守一定的诊断标准和流

程，且诊断儿童心理障碍并不是独立于其他疾病而存在的，明确诊断，提出合理治疗措施，获得家长的支持和信任，才能最大限度帮助到孩子。

第三节　临床医生诊断流程

目前对儿童心理障碍的现行诊断标准仍是依赖症状学表现进行的，故对儿童充分的精神检查（由专业医生完成）是必要的，通过精神检查临床医生能够全面了解儿童的精神心理状况，结合家长汇报的病史，做出综合判断。对家长而言，发现问题，带孩子就诊，就诊前充分准备孩子成长过程中的各种问题，尽可能详细描述，这样才能尽可能帮助到自己的孩子。

大部分时候医生还会针对儿童的症状特点开具专业的心理测量评估，评估儿童某一方面的症状是否存在或其严重程度。带孩子就诊不代表孩子一定存在问题，家长全面汇报了孩子的情况后，临床医生根据问题开具适宜的心理测查，辅助诊断。

如果孩子存在某些需要与躯体疾病相鉴别的症状时，医生还会开具相应的躯体检查科目，如血液学检查，神经系统检查，CT，MRI、脑电图等，以排除其他器质性疾病的可能。

在临床诊疗过程中，医生还会重点关注儿童的功能损害程度，如社交能力，学习能力，生活能力等，以全面考量儿童心理状况的严重程度。

综上，根据DSM-5诊断标准，儿童是否满足某一诊断的症状学标准，严重程度标准，病程标准及排除标准，从而对儿童做出相应的诊断。

以注意缺陷多动障碍为例介绍临床医生诊断流程如下：

▉▪ 病史介绍：（一般由监护人完成）

亮亮自幼活泼好动，外向开朗，勇于表达自己，幼儿园期间经常坐不住，在其他小朋友坐在一起玩游戏的时候四处走动，协调能力差，跳绳与拍球都比同班小朋友差，亮亮妈妈觉得可能是孩子到了淘气的年龄，并未重视，直到这种情况越来越严重。今年亮亮升入小学了，在上课的时候离开座位，四处走动，即使坐在座位上也是小动作不断，桌上的文具，同桌的书包，自己的衣服等都能吸引亮亮的注意力，注意力不能集中，做作业拖沓，20分钟的作业往往耗费1~2小时才能完成。经老师提醒，到儿童精神心理科就诊。

既往史（既往躯体状况）：体健，否认药物、食物过敏史。

个人史（生长发育史）：足月剖腹产，由爷爷奶奶带大，1岁会走路，1岁2个月能够叫爸爸妈妈，3岁适龄上幼儿园，幼儿园期间表现活泼好动，难以静坐，参与游戏程度差，喜欢跑跑跳跳，6岁适龄入小学。性格：外向，活泼。

家族史（家族里其他人是否存在精神障碍）：阴性。

体格检查（躯体状况检查）：包括身高，体重，脉搏，血压，营养状况，躯体情况进行评估。

精神检查（精神心理科医生专业技能，由临床医生和儿童完成）：对儿童的心理健康状况全面了解，通过对亮亮做精神检查发现其小动作多，不能静坐，四处走动，乱动诊室里的东西，注意力不能集中，回答问题经常需要重复提问。

辅助检查：Achenbach儿童行为量表（由监护人完成），Conner's儿童行为量表（由监护人完成），儿童自我意识量表（由儿童完成），注意划消测验（由儿童完成）。

诊断：根据DSM-5注意缺陷多动障碍诊断标准，结合辅助检查结果做出判断，亮亮诊断为注意缺陷多动障碍。

根据DSM-5的注意缺陷多动障碍诊断标准：

A.一种持续的注意缺陷和/或多动-冲动状态，影响功能或发育，具有以下（1）和/或（2）特征：必需≥下列症状中的6条，持续时间>6个月，症状与发育水平不相称并对社会和学业/职业活动带来直接的不良影响。对于青年和成人（≥17岁）至少应有5条症状。

1. 注意缺陷症状

a.经常不能注意细节或经常在学校、在工作或在其他活动中犯粗心的错误。

b.在完成任务或活动中，经常维持注意困难。

c.当和别人直接交谈时，经常似乎没有倾听。

d.经常不能遵守指令，并且不能完成功课、家务或工作（如刚开始工作很快就分心并且容易转移目标）。

e.组织任务和活动经常有困难（如维持任务顺序困难；乱放物品）。

f.经常回避不喜欢或者勉强从事需要维持脑力的活动（如阅读长篇文章）。

g.经常丢失完成任务或活动必须的物品。

h.无关刺激经常容易引起分心。

i.经常忘记日常活动（如回电话、短信等）。

2. 多动/冲动症状

a.经常坐卧不宁。

b.常在需要静坐的场合难以控制（例如，在教室、办公室或其他工作环境或需要坚守的环境经常擅离职守）。

c.在不适宜的场所经常奔跑和攀爬。

d.经常不能安静地玩耍或从事休闲活动。

e.经常不停地"活动"（如在餐馆或会议场所，时间稍有延长就坐立不安，不能与大家同步）。

f.经常说话过多。

g.经常他人问题还未说完，就急着回答（如插话）。

h.经常不能等候（如排队）。

i.经常打断或干扰别人（如插手于谈话、游戏或其他活动；未经许可随便使用他人物品）。

B.症状出现在12岁之前。

C.症状出现在两个以上的环境。

D.症状明显地影响了社会、学业和职业功能。

E.症状不是由精神分裂症或其他精神病性障碍引起；也不能由其他精神障碍来解释（心境障碍、焦虑障碍、分离性障碍、人格障碍）。正常儿童的多动一般出现在3~6岁，但这些儿童的多动常出于外界无关刺激过多，如贪玩，沉迷于动画片，消除这些无关刺激，他们的注意力也会集中。有一些孩子同样表现出注意涣散，上课坐立不安，原因则为特定的学习困难，对学习感到厌烦。还有一些孩子表现出明显违反与年龄相应的社会规范或道德准则，这种情况则可能是存在品行障碍。若孩子除了注意缺陷多动障碍的表现外还有情感淡漠、人格改变、幻觉妄想等表现，则需排除分裂症的可能。

儿童心理障碍的诊断往往面临这样的问题——这一表现是正常的还是异常的，如何界定正常和异常？

首先，正如我们上面谈到的，儿童精神心理科医生做诊断也是有依据的，不同医院采用的诊断系统不同，但不外乎DSM，ICD和CCMD系统，而对于儿童心理障碍的诊断分类，这三个系统差异不大。

其次，任何一个诊断都会结合儿童的功能进行评估，且要遵守诊断的特殊要求，以注意缺陷多动障碍为例，除了满足症状学所描述的标准以外，"C.症状出现在两个以上的环境""D.症状明显地影响了社会、学业和职业功能"这两个标准对疾病诊断是非常重要的，要重视儿童症状存在的环境以及对功能的影响程度，最后做出综合判断。

最后，做出任何一个诊断，都要排除具有相似症状的诊断，如精神发育迟滞、精神分裂症、躁狂状态以及正常儿童等都有可能出现类似的表现，但又都有其核心症状，与ADHD不同，从而做出诊断。

儿童心理障碍诊断并不像大家所想象的是由医生的主观意愿决定的，每个医生之间的差异会非常大，对于儿童精神心理科医生，都会非常熟悉常用的诊断分类系统，做出的任何一个诊断都基于诊断标准，虽然目前心理障碍的诊断还做不到像躯体疾病一样由辅助检查结果确定诊断，更多依赖于症状学，但心理测量已能够部分量化症状指标，相信随着医学发展和创新技术的不断发展并应用于心理障碍疾病，定会发现更多的客观指标辅助医生的临床诊断。

第四章 儿童心理障碍的治疗

第一节　儿童心理障碍治疗的利与弊

一、治与不治之争

近年来，儿童心理健康状况越来越受到人们重视。很多家长在孩子出现行为异常时心情急切，常有家长担心，自己的孩子出现了什么样的状况？是否是心理问题？该如何解决？到底需不需要治疗？

那么，哪些问题对儿童来说可以不需要治疗呢？对于正在成长发育期的幼儿，一些运动发育障碍，随着年龄的增加，其患病率会逐渐下降。家长在正常儿童养育过程中要注意对孩子语言、运动能力的锻炼，而不能过度保护孩子，剥夺孩子锻炼学习的机会。在行为问题上如幼儿攻击性行为、反复咬指甲、进食问题、遗尿症等，往往也与家庭氛围、父母关系、学校环境等社会心理因素有关。儿童大多数的情绪问题如恐惧症、分离性焦虑障碍、多动症等，首先是父母进行心理辅导，排除孩子发病的诱发因素。例如给孩子创造宽松的学习、生活环境，多鼓励和支持孩子发展自己的兴趣爱好，多交朋友，参与社会活动，使孩子养成良好的生活习惯以及处事态度。

在儿童阶段一旦出现心理问题，首先父母应给予一定的引导，当问题超出父母能力范围时，就需要寻求专业人员的指导和治疗。目前儿童心理问题主要的治疗方法包括药物治疗与心理治疗，特别是某些较严重的精神障碍，药物治疗必不可少。近十年国内外研究人员将一些无创物理治疗方法如经颅磁刺激，运用于儿童精神障碍的诊断和治疗，目前已在临床部分开展。可以说，对于儿童心理问题的治理目前有多种方式，既有利，也有一定的弊端。

不少反对治疗的声音主要来源于药物治疗所带来的副作用。在我国儿童及青少年的药物治疗中，原中国食品药品监督管理总局（CFDA）批准用于精神障碍治疗的药物很少（例如未成年抑郁症，CFDA只批准舍曲林治疗，精神分裂症CFDA只批准帕立哌酮，阿立哌唑治疗）。而美国食品药品管理局（FDA）批准的药物虽然较中国多，但是与成人相比相差仍是很大。因为儿童及青少年处于生长发育阶段，服用抗精神病等药物较成年人在心血管系统、呼吸系统、代谢方面的都有更高的风险。例如儿童青少年患者服用在抗精神病药时，体重增加的风险高于成年人，其所带来的肥胖问题将增加罹患其他疾病的风险，如高脂血症、睡眠呼吸暂停、少年高血压等。而几乎所有的抗精神病药物均可能引起体重的增加，尤其在首次发病的患者。另外，抗抑郁药也会引起恶心呕吐、口干便秘、心血管不良反应等一系列反应，影响正常的学习生活。

除了药物治疗产生的副作用以外，心理治疗也会有相应的"副作用"，英国国家研究院曾出资展开了一项名为"心理疗法副作用"的调查，研究发现，错误的心理咨询建议或不当的心理疗法将会给心理咨询者带来伤害。例如实施治疗的医生由于疗法或建议有误，没有解决患者的根本问题，导致患者停滞不前，更有甚者会出现新的心理问题。简单来说，一句话开导得好可以让患者情绪缓解，说错一句话也可以让患者产生自杀冲动。其主要归结于医生"不成熟"的治疗方式，但这种情况并不多见。

二、"十全大补丸"保健品

近年来，随着生活水平的提高，各类保健品日益受到家长的青睐。纵观儿童保健品市场，补钙、健脑、提升免疫力、提高智力等，种类繁多，更有的保健品宣称可直接补充各种微量元素，提高学习专注力，改善儿童情绪等。这边是商家的广告吹得天花乱坠，那边是家长们爱子心切"不差钱"，可就是不知道孩子吃了这些保健品到底有多大用。对处于生长发育特殊阶段的儿童来说，其生理结构上与成人相比有不同的特点。目前的保健品，只能作为人体机能调节剂、营养补充剂使用，而不能替代药品治疗疾病。同时，有些保健品成分复杂，可能与相关药物存在相互作用，剂量上的选择可能不适宜，便会对儿童产生或大或小的危害，轻则影响儿童营养物质吸收，部分还会出现生长发育迟缓、性早熟、贫血等现象，重则可能导致患儿昏迷、软骨损伤等，可谓是得不偿失。

但另一方面，某些维生素的缺乏，是导致某些精神疾病的生物危险因素，可能与孤独症、抑郁症、精神分裂症等疾病的发生有关。例如维生素D与儿童的大脑发育相关，其在整个胎儿期对大脑发育均起到重要作用。国内外许多研究表明，心情低落、焦虑紧张可能是由于缺乏维生素D，补充足量的维生素D可以减轻季节性抑郁，可以改善孤独症的症状等。在日常生活中，常常运用的还有维生素C，多吃富含维生素C的食物，有提高机体免疫力，缓解紧张情绪，改善精神状态的作用。

三、肠道菌群的新发现

对于儿童来说，饮食与心理问题是密不可分的，吃的食物也会对心情和心理健康产生影响。目前的新兴研究领域中发现，肠道菌群与心理健康有关，生活在肠道中的几万亿生物也在健康中发挥着关键作用，可能在改善情绪和心理健康方面发挥作用。那么，我们肚子里的细菌是怎么与大脑有联系的呢？可以说，肠道的肠神经系统相当于一个"小大脑"，可与我们的大脑沟通，在肠道中培养更多有益菌可提高情绪以及更大的处理压力的能力，减少焦虑和抑郁。研究表明，与那些吃不健康的食品相比，吃"好心情的食物"和多样化的饮食可以创建不同的肠道细菌，从而改善健康。这为儿童心理问题的治疗提供了新的途径，但目前研究仍处于早期阶段，我们还需要更多的工作以更深入的理解饮食与我们心理健康的关系。

四、疫苗是否会导致孤独症

从20世纪末起，孤独症的患病率急剧上升，科研人员、医疗人员一直在寻找引起孤独症的原因。在1998年初的冬天，一篇论文把矛头指向一种疫苗。该论文的团队发现在12个患有严重肠炎的儿童中，都有孤独症或类似的行为异常。在他们的肠道里还发现了麻疹病毒的痕迹。所有儿童都曾经接种过三合一的疫苗（含被弱化的腮腺炎、麻疹和风疹三种病毒，简称MMR）。由此，他们推测肠道问题、自闭症和麻疹病毒之间有一定的"因果关系"存在：麻疹病毒引起肠道炎症，发炎的肠道出现很多漏洞，让病毒进入血液，再入侵脑部，又进一步引起脑炎，导致孤独症。这篇论文于1998年发表在著名的医学杂志《柳叶刀》上，在当时震动了学术界，引起了轩然大波，几乎遭到了学术界的集体反对。之后许多研究者进行更为严密的相应研究，然而结果显示在所有各国、各地区的研究中均未发现疫苗与孤独症有关联。这场浩浩荡荡的疫苗谣言之战持续了12年，才被真正停止，接种疫苗会导致孤独症显然是无稽之谈。

五、治疗上的艰难路

在患儿出现心理问题后，父母如何去正确的寻求专业治疗，是十分重要的，在这个过程中不要"走弯路"。首先是社会对心理疾病的歧视与偏见，家长发现孩子出现了明显的心理问题，却不敢寻求心理医生帮助，更不敢去专科医院就诊，就怕孩子被戴上"精神障碍"的标签。这样强烈的病耻感，使孩子的对接受合理的心理治理产生极大的心理负担，可能在一定程度上反而会加重病情。

案例

一位焦虑的母亲坐了十几个小时的火车，特地从北方到南方就医。她的孩子自从上了初中以来，由于学习压力增大，上课无法专心听讲，学习成绩直线下降，逐渐出现失眠、烦躁，不愿与人交流，甚至不敢出门的症状。她只好自己代替孩子来就诊。当医生要求一定要见到患者本人时，这位母亲着急了，"我孩子自己不愿意来，来了以后学校里同学和老师都会以为他得了'精神病'，以后更加没法上学了啊"，"我就是怕看这个病被传了出去，才那么老远跑过来，家附近的医院不敢去看"。一些患者及家属担心就诊信息流传出去，选择回避就医。还有一部分患者辗转于多个综合科医院，也不愿意来精神科专科医院就诊，从而耽误了最佳的治疗时机。

目前国内市级区域内均设置有精神卫生中心，不少省市级医院开设儿童心理专科，很多家长在孩子出现行为异常时心情急切，这时候最容易被"药到病除""包治百病"的虚假广告蒙骗，延误最佳治疗时间，同时因精神科药物作用于中枢神经系统，不专业的治疗会导致服药中毒或出现严重药物副反应。建议到正规精神专科医院或综合医院的心理门诊接受治疗。

但一直以来，在边远偏僻、文化科学知识相对落后的地区，仍存在一些人采用迷信或偏方等方法来愚弄精神或心理障碍患者，同样延误治疗时机，加重病情。确实有些病人由于失去理智，信口开河，胡言乱语，免不了说些神鬼之类的话，个别患者甚至说自己是死去的某人，并以死者的声音和语调说话，使人感到中了邪气、神鬼附体，这就披上了浓厚的迷信色彩。其实，有些表现是精神症状，和封建迷信之间毫无本质的关系。应当通过正规的途径去了解疾病的发生、发展、治疗及康复等。

案例

女孩小雨，15岁。2个月前因为在学校与同学打架受到老师批评，回到家后出现胡言乱语，内容多与鬼神有关。发作时，能听到狐仙与自己对话"烧些纸钱给我，交个朋友"，把妈妈叫成老师。别人说根本没有狐仙，患者就大声哭闹、在地上打滚，表情痛苦，泪流满面。半小时后能入睡，醒后回忆不起，说刚才有东西进入自己脑袋里面了。有时突然点上一支烟，以鬼神的口吻说话，待烟抽完，双手紧扣，让别人拍一下头顶，说"狐仙走啦"，恢复常态。家人多次带其找巫医治疗无效，反复发作，人多场合下尤为严重，每次发作表现均类似，且时间短暂。后至精神专科医院求治，诊断：分离障碍，是我们常见的一种精神疾病，也称"癔症"，并不是所说的"鬼神附体""通灵"。

家长在提供患儿病史，务必做到详尽告知医生，从而为治疗提供依据。其中除异常表现外，还应包括中枢系统与肝、肾、心血管病等其他系统疾病史，从家长和学校老师的角度总结孩子在患病前后精神心理状况的表现，同时要交代其在日常生活学习中进食、睡眠及身体发育的一般情况。更重要的是之前服用精神科药物的相关情况，如种类、剂量、治疗时间以及治疗后的疗效和有无不良反应等。这一方面往往是我们精神科医师在临床诊治病人常常遇到的问题，也是如何选择治疗的关键。

针对"病好是否就可以停药""是否有副作用"等问题的解答，在于严格按照医师指导下进行方案选择和药物调整。与成人治疗一样，儿童精神障碍的治疗常常持续数月、甚至数年，依从性差、反复发作既是预后差的原因，又是表现。儿童治疗的特殊性要求家长履行监督的职责，定期随诊，按时服药，家长不能根据自己意愿和经验擅自调整药物剂量。在治疗过程中，因儿童很难把握对自身的正确认识来发现不良反应，这时候要求家长通过观察其身体和饮食、睡眠及大小便等一般情况来鉴别，定期的心脑电图、实验室指标等检查也尤为重要。在某些对于药物反应不佳或不耐受的儿童，宜辅以心理治疗或物理治疗等。上述简单介绍了儿童心理问题常用的治疗方法及家长关注的几个问题，下面就每种具体的治疗方法来逐一论述。

第二节　常见的治疗手段

一、药物治疗

同普通内科疾病一样，改善精神障碍的基本手段也是药物治疗。20世纪50年代，第一个抗精神病药物的问世，为精神障碍的治疗开辟了全新纪元，之后，种类繁多的精神药物的相继上市，不断地为患者及其家庭带来福音。

（一）抗精神病药

20世纪30年代，"吩噻嗪"类药物还被当作驱虫剂使用，人们在研究这类药物时，发现吩噻嗪类药物的衍生物异丙嗪竟然具有镇静作用。按此思路，法国的一家实验室通过对异丙嗪进行修饰加工，成功的合成了一种新药物——氯丙嗪。因为与其"母亲"异丙嗪相比，氯丙嗪的镇静作用更加强烈，起初氯丙嗪被更多的应用在外科手术中。50年代初，精神病学家在具有兴奋、躁动症状的精神病患者中试用氯丙嗪，发现不仅兴奋症状被控制，对控制其他的精神症状也效果明显，氯丙嗪便作为第一个治疗精神障碍的合成药物被推广开来。

1. 抗精神病药物的作用基础
（1）大脑中的多巴胺与5-羟色胺
人类的大脑中存在两种神奇的物质——多巴胺与5-羟色胺。多巴胺是脑内最重要的一种神经递质，瑞典科学家卡尔森因正是为揭晓了多巴胺在神经系统信号传送过程中的作用，而荣获2000年诺贝尔生理学和医学奖。多巴胺与人类的愉快的情绪息息相关，在开心愉悦的时候，大脑便会释放一定数量的多巴胺，它能维持美好舒服的感受，使人兴奋与激动，甚至可以激发人对异性的情感，所以偶尔能听得到所谓"爱情多巴胺"。也正是利用多巴胺对情绪的特殊作用，一些促进多巴胺释放的物质，被不法分子制作成了冰毒、摇头丸等毒品，危害深远。

20世纪人们发现，长期使用促进多巴胺释放的物质，哪怕正常的人类也会产生欣快、幻觉、妄想等症状。而对精神分裂症患者使用那些能够使多巴胺减少的药物后，上诉症状将会被改善。这提示着精神分裂症、抑郁症等疾病的发生与大脑多巴胺有关。

5–羟色胺是人脑中另一种重要的神经递质，它也与人类情感、情绪、行为控制、精神活动有关，并且它能够参与多巴胺的释放。同多巴胺类似，随着5–羟色胺水平的波动，人的情绪也将随着改变，从而产生抑郁或躁狂以及幻觉妄想等症状。

（2）抗精神病药物的作用机制

神经递质需要通过受体才能发挥作用。如果把神经递质比作"钥匙"，那么受体便是大脑上的"门锁"。钥匙打开门锁后，门后的"通道"上便会开始一些的生物化学反应。需要强调的是，我们的大脑极其精妙复杂，钥匙、门锁、通道都不计其数。

目前，已知的多巴胺门锁（受体）主要分为两大类，即门锁D1、门锁D2，已知的多巴胺通道主要存在四条，即中脑–边缘通路、中脑–皮层通路、黑质–纹状体通路、结节–漏斗通路。

研究发现，钥匙多巴胺主要是通过中脑–边缘和中脑–皮层两条通路上的门锁D2调控人类的情绪、认知等精神活动。也就是说，钥匙打开了门锁D2，闸门开启后，导致中脑–边缘和中脑–皮层这两条通道上发生了一系列的变化，这才产生人类精神活动的改变。当钥匙太多，或者门锁太容易被打开，开放通道就会越多，人类情绪便会越发得到"释放"，躁动兴奋、幻觉妄想等症状可能就会出现，这便是精神分裂症的原理之一。相反，钥匙少，或者锁难以打开，打开的通道便会减少，人类情绪便会降低，这便是抑郁发生的一种原理。5-羟色胺的作用原理基础同上述大致相当。

钥匙的非正常增减、门锁的异常开关，将会引发精神症状。如果能有一种药物，能够在门锁开放过多时将其重新锁上，或者钥匙过少时增加钥匙，使钥匙、门锁的数量保持在正常的范围内，精神症状将会得到改善和治疗。精神药物的原理即是如此。

目前，可用的抗精神病药物几乎都是阻断脑内的多巴胺受体，尤其是D2受体，从而具备抗精神病作用，新一代的抗精神病药还能通过阻断5-羟色胺受体，以增强抗精神病作用，并减少副作用。抗抑郁药物则通过减少多巴胺、5-羟色胺等神经递质的分解，维持这些物质的浓度，以提升情绪。

2.抗精神病药物的分类

按照药物的更迭代数将抗精神病药简单地分为两类，即第一代抗精神病药与第二代抗精神病药。习惯上，又将第一代抗精神病药称作经典抗精神病药，第二代抗精神病药则被称作非经典抗精神病药。

（1）**第一代抗精神病药** 是一类传统的药物，起源早、发展长，均是多巴胺受体阻滞剂，代表药物为氯丙嗪、氟哌啶醇，药物价格相对低廉，但是产生不良反应的概率较大。

（2）**第二代抗精神病药** 是新型的抗精神病药，品种较多，使用广泛，安全有效，主要包括氯氮平、奥氮平、利培酮、喹硫平、阿立哌唑、氨磺必利、齐拉西酮等。第二代抗精神病药不仅可阻断多巴胺，有的还可以阻断5-羟色胺，甚至通过激活多巴胺达到效果，对改善精神分裂症的阴性症状疗效更确切。

（3）**经典抗精神病药和非经典抗精神病药** 从名称上来看，经典抗精神病药似乎比非经典抗精神病药更加"经典"，实际上，第二代抗精神病药，也就是非经典抗精神病药，对药物作用的受体进行了改进，使它尽力的规避或者减轻了经典抗精神病药的某些不良反应，例如锥体外系反应、肝肾损害。目前，第二代抗精神病药正逐步取代第一代抗精神病药物。

3.抗精神病药物是否只用于精神分裂症

实际上抗精神病药物并非只用于精神分裂症，它广泛的使用于存在精神病性障碍的所有疾病，所谓的精神病性症状主要是指幻觉和妄想。这些症状不单是精神分裂症所有的，双相障碍、抑郁症等也可能出现。

案例

14岁的男孩龙龙是一个内向的孩子，但是最近5个月来他突然像变了一个人。5个月前，父母发现他似乎越来越呆了，跟他说话时他并不作答，不愿找伙伴玩耍，家里来了客人躲着不见，小小的孩子竟然开始愁眉苦脸，平常爱吃的零食也不感兴趣了。可是2个月前，龙龙突然活跃起来，每天都有说不完的话，乱跑，经常摔碎碗，食欲也特别的好，饭后还会不停地吃零食。龙龙还告诉父母他要做一番大事业，并且认为电视里中的电影明星是为了自己在唱歌，在大街上龙龙觉得大家都在讨论他，用特别崇拜的眼神看着他，虽然没有听清楚他们在讲什么。

诊断：双相障碍，目前为伴有精神病性症状的躁狂发作。

治疗：碳酸锂联合奥氮平。

从龙龙的例子里我们可以看出，抗精神病药奥氮平还可以治疗双相障碍。双相障碍患者躁狂发作时，可能会出现严重兴奋、激越、攻击等症状，医生在治疗的时候可能会短期加用抗精神病药。在临床上，那些具有幻觉、妄想等精神病性症状的患者，都需要较长时间的使用抗精神病药物。

4.抗精神病药物的副作用

我们已经知道：多巴胺主要是通过中脑-边缘和中脑-皮层两条通路上的

门锁D2，调控人类的情绪、认知等精神活动。然而，人脑中存在四条通路，每条通路的门锁都是相同的（D2受体），那么就出现了一个令人苦恼的问题：在药物阻断调控精神活动的两条通路时，势必阻断另外两条通路——黑质–纹状体通路、结节–漏斗通路。阻断了我们并不想阻断的通路，就会发生相应的副反应。此类副反应主要为肌张力障碍、静坐不能、类帕金森症、催乳素升高等。

抗精神病药物主要通过阻断D2受体实现药效，然而是否只单纯地阻断我们想要阻断的D2受体呢？答案很遗憾：它可能还会阻断人体其他正常存在的受体，如：肾上腺素受体、胆碱受体、组胺受体。阻断了我们并不想阻断的受体，也会发生相应的副反应。此类副反应较多也较为常见，包括：嗜睡、淡漠、低血压、口干、便秘、视物模糊、心律失常、肥胖等。

案例

蕾蕾，13岁，个性内向，有点胆小羞涩。去年开始，蕾蕾性情变得孤僻，常一个人站在墙边对着空气自言自语，家人并不能听到她具体在说什么。她告诉父母自己看到了"唐朝的人"在房间里走动，并且那些穿着好看衣服的人向她招手，对她说话，邀请她去戏楼听戏，说话的有男人也有女人。有时候蕾蕾皱着眉头，突然哭泣，并用手堵着耳朵，说看到了"小鬼"，它们在跟她说话，但是当父母询问小鬼长什么样子时，蕾蕾并不能清楚的描述出来。父母带她到医院看病后，诊断为精神分裂症，医生嘱其奥氮平口服。服药过后，蕾蕾看到人和鬼以及凭空闻人语的情况明显变少了，睡眠却变多了，容易困，并且蕾蕾比一年前胖了一圈，身高146cm的她体重已经达到60kg，而且似乎有越来越胖的趋势……

从上面的例子里，我们可以看出，蕾蕾服用过奥氮平之后，疾病有所好转，却出现了嗜睡、体重增加的药物副反应。下面重点列举几种在儿童青少年群体中常见的副反应。

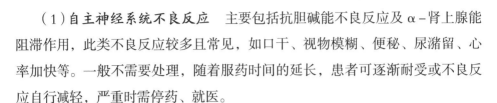

（1）**自主神经系统不良反应** 主要包括抗胆碱能不良反应及 α-肾上腺能阻滞作用，此类不良反应较多且常见，如口干、视物模糊、便秘、尿潴留、心率加快等。一般不需要处理，随着服药时间的延长，患者可逐渐耐受或不良反应自行减轻，严重时需停药、就医。

（2）**体重增加** 儿童患者服用抗精神病药时，体重增加的风险高于成年人，故需要特别关注。体重增加所带来的肥胖问题将增加罹患其他疾病的风险，如高脂血症、睡眠呼吸暂停、少年高血压等。几乎所有的抗精神病药物均可能引起体重的增加，尤其在首次发病的患者，其中，奥氮平引起肥胖的概率最高。目前，防止药物性肥胖最安全有效的方式依然是饮食控制和运动，并需要服药者定期检查代谢指标。

（3）**催乳素升高** 催乳素是一种促进乳腺发育和乳汁分泌的激素，无论男女都有。青春期少年使用抗精神病药容易出现泌乳素升高，可能会使女性患者经量减少、闭经、溢乳、不孕，但是目前不能明确泌乳素升高是否影响患儿日后的性功能。随着用药时间的延长及停药，药物导致的催乳素升高可能恢复到正常水平。

（4）**心电图异常** 部分患者服药后可能出现心电图的异常，可增加心律失常的风险，尤其是服用氯氮平和齐拉西酮，目前齐拉西酮并未推荐用于儿童。出现此不良反应时，症状较轻的患者只需对症处理或减药，重者需停药。服药期间，定期复查心电图是必要的。

（5）**锥体外系副反应** 儿童发生该类副反应概率大于成人，主要包括以下几种。

急性肌张力障碍：患儿表现为眼、面、口、颈、躯干等部位的肌肉痉挛震颤，多在服药几日内出现。对症处理后可迅速缓解。

静坐不能：表现类似"多动"，烦躁不安、不能安静地坐下、不愿平卧、反复走动、原地踏步。静坐不能发生率较高，多在服药后2周后出现。出现此类症状可试用地西泮等镇静药物。

类帕金森症：常见。表现为动作缓慢、平静状态下患者肢体震颤、不自主

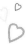

运动等。出现症状后使用苯海索治疗有效。

迟发性运动障碍：多是在长期大剂量使用抗精神病药物后引发的持久的难治的药物副反应。最常表现为舌或口唇的轻微蠕动，睡眠时可消失，激动时加重。处理的关键在于：及早发现和预防，早期处理可能可以逆转此副反应。

（6）粒细胞减少　粒细胞是血液的组成细胞。粒细胞减少是氯氮平引起的血液学不良反应，发生率较低。发生时需要停药，并对症处理，服药期间定期监测血象是必要的。

5.可用于儿童青少年的抗精神病药物

儿童青少年处于"长身体"的过程，中枢神经系统发育不完全，对抗精神病药的反应较敏感，因此并非所有的抗精神病药都可以使用在未成年群体中。下面仅简要的介绍美国FDA推荐使用于儿童青少年的6种药物。

（1）阿立哌唑　适用于13～17岁的精神分裂症患者，亦可用于6～17岁孤独症伴随易激惹症状的患儿。几乎不影响体重，极少产生锥体外系反应，可产生焦虑，可用于治疗利培酮导致的催乳素升高。

（2）奥氮平　适用于13～17岁的精神分裂症患者和躁狂患者。对血象无明显影响，主要副反应为体重增加、嗜睡、便秘、催乳素增高。使用时应当监测体重、血糖、血脂。

（3）喹硫平　适用于大于13岁精神分裂症患者与10～17岁的躁狂发作。几乎不引发锥体外系反应，主要副反应为体重增加、嗜睡、体位性低血压。

（4）利培酮　适用于13～17岁精神分裂症患者，10岁以上的躁狂发作，5～16的孤独症伴有易激惹症状患者。效果较好，主要不良反应为催乳素升高，失眠，大剂量可产生锥体外系反应。

（5）帕利哌酮　适用于12～17岁患者。为利培酮的代谢活性物质，有长效针剂，大剂量可产生锥体外系反应。

（6）氯氮平　仅用于难治性精神分裂症，12岁以下儿童不宜使用。主要的不良反应为粒细胞缺乏。

6. 抗精神病药物的规范使用

在临床工作中，会有一些患儿父母，拿着药品说明书对医生讲：这说明书上有很多副反应，能不能再吃了？也会有一些患者，因为忌惮药物的副作用而拒绝或擅自停用药物。

其实，医学治疗都是一个权衡利弊的过程，任何一种口服药物都会或多或少的出现副作用，但不能因噎废食。在医师的指导下规范的使用药品，提高使用者的依从性，加强家属的监护工作，副反应是完全可调可控的。使用抗精神病药的过程应该交由专业医师把控，不容许患者及家属等非专业人员擅自停用药物或调整剂量，具体的原则可以概括为：选对药、逐渐加量、缓慢减量、足量、足疗程。

（1）**选对药**　选用适当的药物应当由患者、家属、医生共同参与完成。患者是一个完整独立的个体，是一个存在于自然、社会中完整协调的生物体，但他们的个人情况、就诊背景、病情变化又是不尽相同的，为不同的患者定制使用最适当的药物，对改善病情改善预后极为重要。兴奋躁动的患者宜选用镇静作用较强的药物，如喹硫平；女性多惧怕肥胖，病情允许时，可尽量选取对体重影响较小的药品，如阿立哌唑；无法耐受锥体外系反应者应考虑第二代抗精神病药，如奥氮平、喹硫平、氯氮平等；有拒绝服药、藏药等行为的患者，依从性较差，可选用长效针剂或入院治疗。当药物无效或者患者难以耐受时，则应考虑更换其他类型的药物。

（2）**逐渐加量与缓慢减量**　我们现在已经明白，抗精神病药物作用于大脑的受体，如果太过迅速的使用最大剂量，或者突然减少用量，则会使过多的受体同时被阻断或激活，致使使用者无法耐受激烈的药物作用。这就如同我们的胃肠道一样，过快的充盈和排空，都不利于营养的吸收，并会引发诸如腹痛、腹胀、腹泻等不适，而缓慢的进食、细致的消化，胃肠则可从容的适应食物的刺激。绝大多数情况下，精神药物需要缓慢加量。一般7天内逐渐加到治疗剂量，减量撤药则需更加逐缓。

（3）足量与足疗程　这是规范用药关键之处，大多数治疗效果不佳的患者都是因为未做到这一点。精神疾病常为慢性持续性、高复发率疾病，它的治疗贵在坚持，既不能因起效缓慢而放弃治疗，也不能因病情始有改善而停止用药，多数患者需要无限期或者终生服药。有研究表明，对精神分裂症患者进行2年的维持治疗，可使复发率下降40%，也就是说长期治疗，可以明显地降低疾病复发率。很多患者因为未足量足疗程的使用药物，反复复发，不仅延误了治疗，而且加重病情及家庭社会负担。

7.抗精神病药物不会使儿童变笨

目前并没有证据表明抗精神病药会对儿童智力发育产生影响。患有精神心理障碍的儿童，可能会出现智力发育的迟滞，智商低于同龄儿童，给家长一种变傻了变呆了的感觉，但这些一般都是疾病本身的伴随症状，并不能说是药物使孩子变笨了。

多动症的患儿，在学习时注意力难以持久集中，容易分心，做事虎头蛇尾、缺乏思考，这些症状可以导致患儿学习困难，成绩下降，部分多动症患儿服药前智力偏低。多动症的患儿服药，可以改善注意缺陷，在一定程度上提高成绩，更好地融入社会。相反，如果不进行规范的治疗，延误了治疗时机，反而对智力发育不利。

部分精神分裂症患者可有情感的迟钝、社交功能的退缩、语言的贫乏，表现为与家人交往较少、兴趣爱好减退、不愿意参加社交活动、语言交流减少、言语空洞，这些症状都会给旁人一种呆笨的主观感受，其实这些都是疾病本身的症状。慢性精神分裂症患者由于社交的匮乏，接受新知识的机会和能力减弱，可有智力的减退。又例如，孤独症患儿，可有80%合并智力低下。也就是说，这些看似呆笨的行为与药物的关系微乎其微。

不容忽视的是当今社会依旧没能正视精神疾病，视精神障碍患者为异类的事件屡见不鲜。由此为精神障碍患者，尤其是儿童青少年患者，带来了无穷的思想压力，带来了十分严重的病耻感，这是对患者极其恶劣的摧残，使他们难于、羞于、耻于、不敢融入社会。失去了正常的社会交往，对儿童的智力发育影响不可小觑，对成人的学习能力同样影响很大。因此，药物不是老虎而是天使，歧视却猛于虎，社会的关爱加上正规科学的治疗才是改变这些精神障碍的王牌。

（二）抗抑郁药

抗抑郁药是一类"心情药"，主要用来治疗情绪低落、抑郁状态及消极观念的一类药物，但并不会提高正常人的情绪。各种抗抑郁药均可使70%左右的抑郁症患者病情显著改善，长期治疗可减少复发。

1.抗抑郁药物的作用机制

抗精神药通过作用于大脑中的多巴胺、5-羟色胺受体发挥作用，抗抑郁药的起效过程基本与其类似。多巴胺、5-羟色胺是人脑中的"快乐果"，这两种递质过多的产生、受体过多的激活，都会使大脑中的"开心果"太多，便会导致躁动兴奋、幻觉妄想等症状。相反地，"快乐果"过度的缺乏、受体的过度失活，将导致抑郁症状的产生。目前我们认为：5-羟色胺、多巴胺、去甲肾上腺素的功能降低同抑郁发作相关，功能亢进则与躁狂发作相关。

那么，如果一种药物能够提高抑郁症患者脑中5-羟色胺、多巴胺、去甲肾上腺素水平升高、功能增强，是否就能治疗抑郁症了呢。这看似简单的原理，实际上正是抗抑郁药的作用原理，目前的抗抑郁药，几乎均作用于上诉三类神经递质系统。

2.抗抑郁药物的分类

同抗精神病药类似，抗抑郁也可以分作两大类：传统抗抑郁药和新型抗抑郁药。

（1）**传统抗抑郁药** 主要是指三环类抗抑郁药，因为这些药物的化学结构里都有三个环状结构，所以得名三环，代表药物为丙米嗪、阿米替林、多塞平。三环类抗抑郁药是最早用于治疗抑郁症的化学药物，效果好，价格低，目前仍作为成人抑郁症的首选药物之一。但是，并不推荐用于治疗儿童抑郁症，目前该类药物在儿童青少年中主要用于治疗焦虑、遗尿症、恐惧症、多动症等。

（2）**新型抗抑郁药**　种类繁多，作用基础几乎都是减少大脑内的5–羟色胺、多巴胺、去甲肾上腺素的分解。新型抗抑郁药可分为两大类：选择性5–羟色胺再摄取抑制剂（SSRIs）、非SSRIs类抗抑郁药。其中SSRIs的代表药物为氟西汀、舍曲林、氟伏沙明、西酞普兰、帕罗西汀，即我们熟知的"五朵金花"；非SSRIs类抗抑郁药的代表药物为米氮平、文拉法辛。

新型抗抑郁药与传统抗抑郁药相比疗效相当、副作用较小、耐受性好、使用方便、使用较为安全，是儿童抑郁症的一线用药。

3. 抗抑郁药的适用疾病

案例

小伟，12岁，小学六年级，从小做事认真，一丝不苟，成绩优异。两个月前，小伟在教室看书时，调皮的同桌将钢笔中的黑墨水滴在他的头上，小伟拿卫生纸将墨水擦干之后没有在意。回到家后，小伟的妈妈发现小伟的头上有墨水后，为其清洗，并没有批评他。这之后，小伟经常怀疑头发不干净，反复洗头，洗头后感觉心情轻松一些。一个月来洗头次数越来越多，并且洗头之后不能使自己感到轻松舒服，还要去洗澡。父母劝阻无效，小伟自己知道头发不脏，但是就是控制不住洗头的想法，内心十分痛苦。

诊断：强迫症。

治疗：舍曲林联合心理治疗。

抗抑郁药的作用十分广泛，堪称精神科"神药"。最主要的是用于治疗情绪低落和消除抑郁状态，规范的使用抗抑郁药可以使反复发作的抑郁减少复发。除此之外，抗抑郁药还可以治疗焦虑症、强迫症、恐惧症、躯体形式障碍、贪食症、遗尿症等多种疾病，这些疾病的发病原理中都涉及大脑中5-羟色胺等神经递质的改变，并且常可作为抑郁症的伴随疾病出现。

下面首先以"五朵金花"为例，介绍抗抑郁药的使用。

（1）**氟西汀** 第一个被批准用于儿童青少年抑郁症的新型抗抑郁药。适用于各种抑郁症、强迫症、贪食症。

（2）**舍曲林** 适用于各种抑郁症和强迫症。临床上较多的用于治疗儿童青少年抑郁、强迫、焦虑，长期使用安全性较好。

（3）**氟伏沙明** 适用于各种抑郁症和强迫症，包括儿童青少年。有改善睡眠的作用。

（4）**西酞普兰** 适用于各种抑郁症或伴有惊恐的抑郁症，安全性较高，药物配伍禁忌少。在儿童青少年中使用的经验较以上三种药少，但是初步研究提示是安全有效的。

（5）**帕罗西汀** 对伴有焦虑的抑郁症及恐惧症较适合。但不推荐使用于儿童青少年。

传统抗抑郁药不推荐使用于儿童青少年，但是可以用于治疗遗尿症、焦虑症、多动症。例如丙米嗪常被使用于6岁以上儿童遗尿症。

4.抗抑郁药物的副作用

案例

怡怡，12岁，性格乖巧，从3岁起同外婆一起生活。怡怡的父亲是一名外贸经理，母亲是一名医生，两人的工作都比较忙，平时很少陪伴她。3个月前，怡怡开始心情不好，不愿意跟外婆讲话，心烦，容易发脾气，经常哭泣，认为自己变笨了，父母不要她了，觉得活着不快乐，想死。入睡困难，容易醒，经常觉得头痛，对之前感兴趣的事物都没了兴趣。母亲得知后，带她去看病，诊断为儿童抑郁症，嘱氟西汀口服。服药后，怡怡病情好转，但感觉困倦乏力，总是想睡觉提不起神来，还有一些烦躁。但坚持服药一段时间后，上述症状渐渐好转。

从上面的案例可以看出，在使用氟西汀治疗抑郁症后，怡怡出现了困倦、烦躁等药物不良反应。传统抗抑郁药的不良反应较新型抗抑郁药多，但传统抗抑郁药较少用于治疗儿童抑郁症，在此只简要地介绍以下几种不良反应。

（1）**一般不良反应**　包括口干、便秘、视物模糊，较常见，严重者可以出现尿潴留。一般患者可以耐受，必要时减量，对症处理。

（2）**诱发癫痫**　有癫痫病史及家族史的患儿应慎用此类药物。

（3）**过敏反应**　主要为皮疹。轻度皮疹可继续用药，严重的不良反应，应减量或停药。

（4）**心血管不良反应**　包括头晕、低血压、心电图改变等。心律失常及心功能不全的患儿禁用。临床应用应监测心电图。

新型抗抑郁药不良反应较少，心血管不良反应、口干、便秘等较轻微，过量时较安全，副反应持续时间短，有的为一过性，来去较快，患者多可耐受。主要包括以下几种不良反应。

（1）**神经系统**　头痛、烦躁不安、失眠困倦。

（2）**消化系统**　恶心、腹泻、厌食、便秘。

（3）**过敏反应**　皮疹，较少见。

（4）**5-羟色胺综合征**　表现为震颤抽搐、腹泻、意识障碍等。主要是由于同吗氯贝胺等抗抑郁药联用导致，注意配伍禁忌一般不会出现。

（三）心境稳定剂

心境稳定剂又称作抗躁狂药，是一种用于治疗情绪不稳定的药物。

1. 情绪不稳定的概念

情绪不稳定是我们平时所说的考试不好了就哭，考好了就开心，得到了表扬就高兴吗？实际上，这也是属于人类正常的情绪反应，高兴就笑，悲伤就哭，但这里我们所说的需要使用药物治疗的情绪不稳定，较正常的情绪反应来得更猛烈。

情绪不稳定一般可分为两种情况：一种是情绪极度高兴，被称作躁狂症，典型表现为特别开心，见人就笑，说话滔滔不绝，脑子转的特别快，一会儿想到这件事下一秒就想到另外一件事，每天精力充沛，觉得自己特别聪明，特别厉害，有干不完的事情，说不完的话，睡眠需求减少，认为睡觉是浪费时间等。另一种是情绪极度低落，被称作抑郁症，表现为每天闷闷不乐，不想说话，或者说话时语速特别慢，有的人还一边说一边哭，每天也不想做事情，不想洗脸刷牙吃饭，兴趣减退，早上一般醒得很早，3～4点就醒了。更严重的就表现为觉得自己活着没意思，经常出现自伤、自杀行为，如用刀片往自己身上划、跳楼、喝农药等。

2.双相障碍、躁狂症、抑郁症的相互关系

躁狂症儿童表现为情绪易暴躁，兴奋话多，抑郁症儿童表现为情绪易低落，不想说话，很不开心。双相障碍一般就是指既有躁狂症，又有抑郁症，某一段时间内孩子特别开心，特别快乐，精力充沛，每天雄心勃勃要干很多事情，忙里忙外，过了这个特别开心的时期之后，孩子又有一段时间内特别不开心，每天闷闷不乐，说话也很少，什么都不想干，以前喜欢吃的现在也不想吃了，以前想踢的足球现在也不想踢了，还不想上课。由上可见，一个小孩既有躁狂症又有抑郁症就可以诊断为双相障碍。

3.心境稳定剂的种类

心境稳定剂主要包括锂盐和某些抗癫痫药，有些时候也会使用到新型抗精神病药和钙通道阻滞剂。应用最多、疗效最可靠的心境稳定剂是锂盐，锂盐主要指碳酸锂。抗癫痫药包括丙戊酸盐、卡马西平、拉莫三嗪。

（1）碳酸锂

碳酸锂主要可用于治疗躁狂症和双相障碍，是躁狂症的首选药物。

①碳酸锂治疗机制。其治疗机制十分复杂，要先从神经递质说起，神经递质，相当于神经系统的E-mail，在人类大脑中，它们传递大脑信号，数以万计的信号汇聚，用以调节人的情绪、行为、记忆、思维等。正常情况下，这些物质各司其职，互相制约，互相交汇，使大脑正常运转，可以让人有正常的喜怒哀乐，有适当的控制力约束自己的言行举止，有正常的记忆、思维。但当人的大脑中这些物质的数量发生变化，导致传递的信号改变时，人的思维能力、情绪表达、行为举止就会受到影响，产生病态的变化。如大脑中的5-羟色胺是一种调节人类情绪相关的信号，5-羟色胺减少会导致人心情低落，产生抑郁症，5-羟色胺增多会导致人特别开心，产生躁狂症。与情绪相关的递质还包括其他物质，比如多巴胺。碳酸锂可以使5-羟色胺、多巴胺等信号物质的数量及其功能恢复正常，以此达到治疗目的。

②服用碳酸锂必须遵循的原则。碳酸锂开始使用时应逐渐加药，不应一下服用大剂量的药物，否则会增加副作用的发生。停药时也需缓慢减量，不能骤然停药，否则可能会出现症状复发。治疗疗程应根据个人病情，遵循医生医嘱，不能觉得自己病情已好，没服用足够的疗程就私自停药，如果达不到足够的治疗时间，也会造成症状复发。

③碳酸锂的副作用。碳酸锂副反应较多，常见的不良反应有：恶心、腹泻、体重增加、身上起疹子、尿多、饮水多、走路歪斜、手脚发抖、记忆力减弱等。严重的不良反应：肾脏功能损伤，心慌。

④使用碳酸锂时的注意事项。碳酸锂在人体内的药物浓度为0.6~1.2mmol/L时有治疗作用，碳酸锂的药物浓度超过1.4mmol/L就会出现中毒反应。碳酸锂的中毒剂量与治疗剂量非常接近，所以为防止服用碳酸锂治疗的儿童中毒，应定期去医院检查体内碳酸锂的药物浓度，但也不需要过度担心。碳酸锂中毒的表现主要有：手脚发抖、走路不稳、腹泻、恶心、嗜睡，中毒反应与药物副反应部分类似，为鉴别两者，前往医院查血化验碳酸锂浓度即可。

案例

小李，男，17岁，从小就是一个优等生，学习好，讲礼貌，勤奋，深受父母和老师喜欢。但自从上了高中以后，小李就像变了一个人似的，以前父母老师心目中的优等生脾气变得特别暴躁，经常冲着父母、亲人乱发脾气，嫌这不好那不好，父母认为小李可能是青春期叛逆，过段时间就好了，并没有多么在意。后来小李脾气越来越暴躁，发脾气的次数越来越多，甚至还砸家里的东西，经常和班上的同学发生口角，甚至动手打人。小李的成绩也越来越差，最开始大家心目中的优等生变得人见人恶，都不和他来往。小李的父母见小李如今的状态实在不对，遂带小李到医院精神科门诊就诊。

诊断：躁狂症

治疗：给予碳酸锂治疗

预后：小李躁狂情绪基本已经好转，小李恢复以后，继续回学校上学，学习成绩逐渐跟上其他同学，顺利参加高考。

（2）抗癫痫药

①抗癫痫药治疗机制。为什么治疗癫痫的药物可以用来治疗躁狂症呢？现有的研究表明，抗癫痫药可以通过影响神经递质的起效速度来影响神经递质传递，简单说就是让信号跑得快一点，还可以影响某些神经递质在脑内的分布浓度，就是让信号去往该去的地方。

临床上常用的可以用来治疗躁狂症的抗癫痫药有丙戊酸盐、卡马西平、拉莫三嗪三种。丙戊酸盐对躁狂症的治疗效果与碳酸锂相似，可以用来治疗躁狂症和双相障碍；卡马西平对治疗躁狂症有效；拉莫三嗪主要用于治疗双相障碍。

案例

小雯，女，14岁，初中二年级。小雯从小性格开朗，勤奋好学，尊师重道，成绩优异。但小学六年级时，小雯家里发生变故，父母离异，母亲远走他乡，只留下父亲和她，父亲整日忙于工作，对小雯的关心不够细致。渐渐地，小雯整日抑郁寡欢，沉默少语，与周围同学的交流慢慢减少，后来几乎不交流，也从不参加班集体活动，成绩也慢慢下滑。初一下半学期时，小雯又像变了一个人似的，整个人仿佛活了过来，不仅学习上充满干劲，还积极参加各种活动，哪里都能插上一竿子，仿佛浑身有用不完的劲，每天晚上都睡得很少。如此过了10多天左右，这股劲仿佛用完了，又变成平常普通的小雯。最近两三个月，小雯有时沉默少语，自怨自艾，有时又风风火火，到处都充满她的笑声，她的父亲终于察觉到小雯的情况不对，遂带她到医院精神科就诊。

诊断：双相障碍。

治疗：予以丙戊酸钠治疗。

预后：小雯渐渐能控制自己情绪，不再突发的高兴、躁动，也很少出现抑郁寡欢的哀叹，继续回学校上学。

②丙戊酸盐的副作用。丙戊酸盐的不良反应较轻，主要包括胃肠道不适如腹痛、恶心、呕吐、腹泻、便秘、食欲减退，还有其他不适如头晕、头痛、过度镇静、手脚发抖、步态不稳、走路歪斜、掉头发、体重增加等。少见的不良反应有：严重的肝功能损伤和胰腺损伤等。

③卡马西平的副作用。卡马西平服用药物应逐渐加量，增加过程不要太猛太快，如果剂量增加太快，会出现眩晕或走路不稳等副作用。卡马西平最重要的三个副作用是：过敏、血液系统功能损伤、共济失调。过敏时全身起皮疹，最严重的会使皮肤大片大片剥落，比较罕见。血液系统功能损伤可引起白细胞减少，造成儿童免疫力低下，所以服用卡马西平的儿童需要定期去医院抽血检查血常规。共济失调主要表现为走路不稳，易跌倒。也可见其他副作用：过度镇静、头晕、意识模糊、头痛、恶心、呕吐、腹泻、视力模糊、口干等。

案例

　　小林，男，14岁，初中二年级，从小学习成绩优异，接受新知识能力比同龄人更快更强，每次考试都是名列前茅。他的父母和邻居总是称赞表扬他，对他寄予极大的希望。初一月考考试时，他得了严重的病毒性感冒，父母劝他请假，但他没应，仍去考试，结果英语只考了65分，其他科目考试成绩也不理想。这对于一贯人中骄子的小林而言，简直犹如晴天霹雳。从此他一蹶不振，变得寡言少语，悲观失望，自怨自艾，饭量减少，活动也没有兴趣参加，人也瘦了许多。当时他的父母并没有多么在意，以为这是因为这次考试原因受了打击，过几天就会好，毕竟他的基础摆在那里。果然，半个月后，他完全丢掉了考试失利的打击，整天都很高兴，觉得自己特别聪明，班上的同学谁都赶不上他。还经常和班上的同学打打闹闹，十分活跃，回家后还给父母唠叨，今天又干了什么了不得的事情。但一年后，小李变得特别懒散，不愿起床，不想出门，不肯上学，整个人郁郁寡欢，萎靡不振。他的父母气得打他，他也没有任何的改变，后来，他的父母带他去医院看病，做了很多检查，也没有诊断出来到底什么病。这次，他的父母带他来到了精神科，希望能帮助他。

　　诊断：双相障碍抑郁发作

　　治疗：给予拉莫三嗪治疗。

　　预后：小林逐渐开朗起来，愿意出门，愿意去学校，融合入周围的环境，继续回学校学习，学习成绩渐渐跟上来，笑容也越来越多。

　　④拉莫三嗪的副作用。拉莫三嗪的常见不良反应有：头晕、头痛、视力模糊、走路不稳、恶心、呕吐、失眠、疲倦、口干。要引起注意的是拉莫三嗪有一种严重的副作用，可能危及生命，就是药物过敏后引起的严重皮疹：剥脱性皮炎和中毒性表皮坏死。这些皮肤病表现为大量蜕皮，从皮肤表面轻轻一摩擦

就可刮下一层皮肤。这些皮肤反应常在服用药物2~8周后出现，而且小朋友较成年人更易发生。

（四）抗焦虑药

1. 需要治疗的焦虑情绪

焦虑情绪人皆有之，那什么样的焦虑情绪才需要治疗呢？是否因为做错事、考试成绩不好而烦躁就需要治疗呢？答案是否定的。只有达到病理情况下的焦虑情绪才需要药物治疗。病理状态下的焦虑情绪即儿童常常有不明原因的经常提心吊胆、担心害怕，却又不知道在担心害怕什么，整个人显得很烦躁，眉头紧皱，言语急躁，还有明显的心慌、出汗、呼吸急促、反复搓手顿足、来回走动等表现，长期处于这种紧张情绪下还会造成某些肌肉僵硬，致肌肉酸痛。这种焦虑情绪如果影响到儿童的成长，就达到需要治疗的标准，需要积极寻求医生的治疗，不容忽视。

2. 抗焦虑药物的种类

抗焦虑药物种类较多，包括苯二氮䓬类药物，5-羟色胺部分激动剂如丁螺环酮、坦度螺酮，某些传统抗抑郁药物如氯米帕明等。某些新型抗抑郁药物如度洛西汀、文拉法辛、艾司西酞普兰和小剂量的抗精神病药物也可以用于治疗焦虑症。苯二氮䓬类药物广为人知的疗效是改善睡眠，作为抗焦虑药物，其使用安全，虽不良反应少，但易成瘾，尤其长期使用后对儿童大脑功能有影响，已经不是主要的抗焦虑药物。

（1）苯二氮䓬类药物

①苯二氮䓬类药物为什么可以改善焦虑和失眠。苯二氮䓬类药物作为安眠药广为人知，那为什么可以用于治疗焦虑症呢？简单说来，大脑中有某种神经递质称作 γ-氨基丁酸，它的作用是告诉大脑：该休息了，该睡觉了。苯二氮䓬类药物到达大脑后，通过某些开关作用，使大脑的这种信号物质瞬间释放数倍，使大脑全面陷入休眠状态，此时不会担心害怕，不会紧张

焦虑，自然能产生抗焦虑作用，同时也可以改善睡眠。

②抗焦虑药是否就是安眠药。抗焦虑药物是缓解人的焦虑情绪的药物，使人不再担心、害怕，不再莫名地紧张，不会有催眠的效果。安眠药主要是用于改善睡眠的药物，可以使人尽快入睡，或者加长睡眠时间，没有抗焦虑的作用。只是苯二氮䓬类药物刚好既可以抗焦虑又可以治疗失眠而已。

③苯二氮䓬类药物的起效时间与药物成瘾的关系。苯二氮䓬类药物起效时间与药物成瘾相当于反向关系。苯二氮䓬类药物起效速度越快，半衰期越短，在体内发挥作用的时间短，就越容易成瘾；起效速度越慢，半衰期越长，作用维持时间越长，越不容易成瘾。

④苯二氮䓬类药物的种类。苯二氮䓬类药物按照其作用维持时间的长短分为三类：短效、中效、长效。短效苯二氮䓬类药物有三唑仑、艾司唑仑、奥沙西泮、咪达唑仑、唑吡坦、氟西泮，其作用可以维持3～8小时；中效苯二氮䓬类药物有：阿普唑仑、劳拉西泮，其作用维持时间可以达10～20小时；长效苯二氮䓬类药物有氯硝西泮、地西泮，其作用时间最长可达24～72小时。

⑤苯二氮䓬类药物治疗焦虑症的使用方法。苯二氮䓬类药物通常起效快，可迅速减轻儿童的焦虑情绪，但治好后容易复发，形成长期的慢性焦虑症。对于慢性焦虑症，用苯二氮䓬类药物治疗效果并不理想，而且长期服用苯二氮䓬类药物容易成瘾，对小朋友的认知功能、记忆功能有所影响，所以我们并不推荐长期服用苯二氮䓬类药物。那么慢性焦虑症怎样治疗呢？一般把起效快的苯二氮䓬类药物和起效慢的抗抑郁药如丁螺环酮联合使用2周，2周后，此时抗抑郁药一般已发挥作用，再逐渐减少苯二氮䓬类药物的剂量直至停药，继续单独用抗抑郁药长期维持治疗。不能将苯二氮䓬类药物突然停用，必须得缓慢减药，突然停药会发生戒断反应，出现手脚颤抖、失眠、烦躁不安、满头大汗等症状。

⑥苯二氮䓬类药物成瘾以后怎么办。如果已经对苯二氮䓬类药物成瘾了的，一旦直接停药，会发生手脚颤抖、焦虑情绪复发、失眠等。这种情况下，我们一般选用不易成瘾的长效苯二氮䓬类药物如氯硝西泮来代替已经成瘾的苯二氮䓬类药物，然后再逐渐减少已成瘾药物的剂量直到停药。氯硝西泮成瘾可能性

非常小，但也有极个别儿童会成瘾，此时应用没有成瘾作用的抗抑郁药如丁螺环酮来代替氯硝西泮，所以即使已经发生药物成瘾，家长们也不要过于慌张，尽快到医院寻求治疗即可。

⑦如何合理选择苯二氮䓬类药物。一般而言，短期的焦虑情绪，选用起效较快的短效、中效苯二氮䓬类药物如阿普唑仑、劳拉西泮、奥沙西泮。而慢性焦虑症一般选用长效的苯二氮䓬类药物如氯硝西泮、地西泮。对于不同的睡眠障碍儿童，如入睡困难，我们可以选用起效快的药物如劳拉西泮、奥沙西泮等，对于早晨3~4点就早醒的儿童我们可以选用作用时间长的药物如氯硝西泮、地西泮。但不能同时选用两种苯二氮䓬类药物治疗，因为此时并不能使治疗效果1+1大于2，反而使副作用增加。

⑧氯硝西泮的使用注意事项。氯硝西泮也叫氯硝安定，是长效的苯二氮䓬类药物，也是用于治疗焦虑症最常用的苯二氮䓬类药物。氯硝西泮的不良反应主要有：抑制呼吸，导致呼吸浅慢，严重时可导致呼吸停止，酒精也可以抑制呼吸，因此饮酒后不能服用氯硝西泮。氯硝西泮作用时间长，不容易成瘾，但容易产生耐药，耐药就是指长期服用氯硝西泮后越来越没有效果。故氯硝西泮一般服药时间不能超过6周。

⑨地西泮的治疗范围和副作用。地西泮也叫安定，属于长效的苯二氮䓬类药物，具有抗焦虑、镇静催眠作用。短期服用地西泮副作用少，起效快，效果好。但长期服用地西泮副作用多，容易引起嗜睡、身体疲乏、记忆力下降、走路歪斜、易跌倒等副作用。严重的副作用有：抑制呼吸，使呼吸浅慢。同样，饮酒后不能服用地西泮。

⑩阿普唑仑的治疗范围和副作用。阿普唑仑是中效苯二氮䓬类药物，用于治疗急性焦虑症、惊恐障碍、抑郁症伴随的焦虑情绪、失眠等。阿普唑仑一般不用于治疗慢性焦虑症，因长期使用容易导致药物成瘾。短期使用，一般只有短时间的副作用，如出现嗜睡，头晕，全身疲乏。严重的副作用有：抑制呼吸，可以使呼吸变浅变慢，因此，也不能与酒同用。

案例

小瑞，女，15岁，初中三年级，小瑞是一名实验班的尖子生，班上老师对她特别看重，经常让她参加一些省级、校级比赛，比赛前还给她私底下复习，为了不辜负老师的期望，小瑞每次都认真学习到深夜，不敢丝毫懈怠。但她感觉越来越疲惫，睡眠严重不足，而且，她在认真学习的时候，周围寝室人都在大声笑谈，不仅活得轻松，还打扰她学习，但为了周围人的期待，她仍然咬牙坚持。终于有一次，考试前她严重睡眠不足，考试时状态极差，考试成绩从全校前几名一下子滑到200名外。她整个人崩溃了，并且总是做梦，梦到考试后交了白卷，周围老师对自己的失望，周围同学对自己的嘲笑。此后每次临近考试时，她就感觉焦虑、心慌、失眠，一进入考场，就会心跳加速、呼吸急促，大脑一片空白，不知道试卷写的是什么，无法握紧笔，无法完成考试。

诊断：考前焦虑状态。

治疗：予以阿普唑仑短期治疗配合心理治疗。

预后：小瑞考试再也没有出现类似情况。

⑪劳拉西泮的治疗范围和副作用。劳拉西泮是短效的苯二氮䓬类药物，起效快，维持时间短，可用于治疗急性的焦虑症、急性惊恐发作、抑郁症伴发的焦虑情绪、失眠。劳拉西泮短期服用可以有效缓解焦虑情绪、帮助改善睡眠。长期服用该药，会损伤儿童记忆力、认知功能，且易成瘾。有些儿童短期服用也会出现一些不良反应，如嗜睡、步态不稳、头晕等。

（2）5-羟色胺部分激动剂

①5-羟色胺与焦虑的关系。5-羟色胺是大脑中一种重要神经递质，是一种物质信号，其信号的传递与人类的心情、情绪、行为有密切相关。目前科学界普遍认同，5-羟色胺信号的减少容易使人类出现不开心的情绪，导致抑郁症。抗抑郁药物就是使5-羟色胺增加，从此治疗角度使人类摆脱抑郁症。5-羟色

胺部分激动剂可以使大脑内5-羟色胺增加，所以其属于抗抑郁药中的一类，但它除了抗抑郁作用外，还有抗焦虑作用，而且现在使用范围较广，在控制焦虑情绪的使用上，已经逐渐替代了苯二氮䓬类药物。这类药物主要有丁螺环酮、坦度螺酮等。

②丁螺环酮的治疗范围及使用方法。丁螺环酮可以用来治疗焦虑症、抑郁症以及焦虑抑郁混合的情绪状态。丁螺环酮不会形成药物成瘾，但起效时间慢，一般是2~4周，治疗前期可以和起效快的苯二氮䓬类药物合用，待丁螺环酮起效时，就逐渐停止使用苯二氮䓬类药物，然后单独使用丁螺环酮长期维持治疗。丁螺环酮副作用有头晕、头痛、恶心、兴奋、躁动、镇静。

案例

小花，女，19岁，大一新生。高考前夕的高度紧张导致其出现持续性焦虑心理，时常对各种考试都出现考前焦虑。并未经正规治疗，也因此高考成绩并不理想。高考后，情绪渐渐有所缓解。2个月后，小花到异地上大学，第一次来到另外一个完全陌生的地方，第一次离开父母，很多事情都需要自己独立完成，特别不适应，而且因为娇生惯养，和室友相处的不是特别融洽，甚至发生吵架翻脸的事情，导致小花焦虑情绪越来越严重，并且经常觉得心跳加快，头皮紧绷，手脚僵硬，满身大汗，夜间难以入睡。有一次，还紧张地晕厥了过去。周围同学将其送往了医院进行诊治。

诊断：焦虑症。

治疗：给予氯硝西泮、丁螺环酮联合治疗。

预后：小花心情渐渐平稳下来，没有出现不明原因的心慌，手脚僵硬等，周围同学更加照顾她的情绪，和她好好相处，她的症状得以改善。

③丁螺环酮的使用注意事项。焦虑症易慢性化、反复化，需要长期维持服用药物才能避免再犯。长期维持期间，不能私自停药，这段时间虽然没有明显

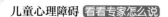

焦虑的情绪，但儿童及家属感觉自己好了，就私自停药，容易复发。具体服药维持时间，应根据儿童的病情，遵循主治医师的指导意见。

二、心理治疗

儿童心理治疗是指应用心理学的理论和方法，心理医生运用语言或非语言的交流方式，与孩子建立相互信任的关系，通过理解、同情、支持、信任来影响和改善儿童的心理行为问题，促进其人格向着健康、协调的方向发展。在儿童的成长阶段，父母和老师也是儿童的"心理医生"，父母和子女之间、老师与学生之间，彼此真诚的沟通和理解，都有一定的心理治疗作用，对儿童的成长起到不可替代的作用。

（一）心理治疗的分类

按照心理治疗的方式，分为个别心理治疗、团体心理治疗、家庭心理治疗。按照治疗理论与治疗要点，分为认知治疗、行为治疗、认知行为治疗、支持性心理治疗、分析性心理治疗、游戏治疗等。

1. 行为治疗

行为治疗又称行为矫正，是治疗师按照具体的治疗步骤，通过行为学习来帮助孩子改掉不良行为或异常行为，从而建立健康行为。比如有些孩子大事小事总是习惯于说谎，在心理治疗上就可以在孩子说谎时给予适当的惩罚，而对其诚实的行为给予奖励和表扬。由此，有利于孩子建立诚实的良好品格。

行为治疗的运用比较广泛，例如儿童多动症、儿童抽动症、学习困难、考试焦虑、游戏成瘾、尿床、口吃等问题行为的治疗都可以使用行为治疗。

案例

小宇，男，8岁，小学一年级。小宇自幼活泼好动，曾经在幼儿园因无法安静上课，间断就读两年。父母以为只是孩子性格调皮，未予重视。上小学以来，小宇表现为上课注意力不集中，干什么事都半途而废，坐在教室里常常东张西望，来回跑动，还不时地拿同学的书本、文具，干扰其他同学学习，影响课堂纪律。在家即使看感兴趣的动画片时，也只能安静坐一会，就要做别的事。要是父母责备他几句，就乱发脾气，大吵大闹，有时还会摔东西，打父母。为此父母带着小宇前来就诊，医生诊断其为"儿童多动症"。医生通过与小宇耐心的交流，帮助他认识到多动行为的危害性，对小宇其他方面的优点进行鼓励和支持，建立了良好的医患关系。之后医生制定了一套内容丰富的学习计划，要求小宇按照上面的步骤学习，每次完成一项，奖励一面"小红旗"，如果没有完成，就扣掉一面"小红旗"作为惩罚，并鼓励小宇继续坚持下去。积累10面"小红旗"就可以奖励小宇出去玩半天。经过一个疗程的训练，小宇的注意力较之前能够集中，上课的时候也能安静坐着不来回走动。在下一个阶段，医生更加强对小宇的兴趣引导，使他的注意力能完全放在学习和正常活动中，多动症状进一步改善，冲动行为也大大减少，能够适应学习生活。

针对儿童常用的行为治疗具体有以下几种方法。

（1）**放松疗法** 是一种通过放松肌肉的训练，有意识的控制心理生理活动的治疗方法。这个方法来源于古代的身心保健方法，与日常生活中的瑜伽、禅道等有异曲同工之妙。在儿童中，常用放松疗法来改善考前紧张、提高学习效率、稳定情绪，使儿童在成长过程中能够学会保持心情舒畅，利于形成良好的行为品格。

（2）**系统脱敏法** 是行为治疗中很常用的技术，常常针对儿童对某种特定的事物或者某种情境而产生焦虑、恐惧，比如考试紧张、害怕见陌生人、怕猫怕狗等。此方法是按照一定的程序一步步暴露出导致焦虑、恐惧的情境，并通过心理放松来消除这样的情绪。

案例

小亮，男，15岁，初三学生。小亮一直以来成绩优异，对自己要求高。进入初三后，有一次重要的考试没有发挥好，之后一到考试就感到害怕紧张，想上厕所，后来逐渐发展到想到考试就紧张，不能专心学习，成绩快速下降。父母带着小亮前来就诊，医生诊断其为"儿童情绪障碍"，主要表现为考试焦虑，决定采用系统脱敏法帮助小亮解决考试紧张的问题。经过与小亮的交谈，医生让小亮对不同情境下出现的紧张程度做了排序，由低到高依次为考试前两周、考试前一周、考试前三天、考试前一天、进入考场前五个层次。

接下来，医生让小亮坐靠在沙发上，闭上眼睛，放松身体，采用放松训练使小亮达到完全放松的状态。

医生：现在想象一下，两个礼拜之后就要考试了，你现在感觉害怕吗？

小亮：没有害怕。

医生：好的，现在过了一个礼拜，还有一个礼拜就要考试了，你感觉紧张害怕吗？

小亮：有一点紧张。（小亮的表情不再放松自然，呼吸加快。）

医生：现在请按照之前练习的放松方法，放松全身肌肉。

（小亮开始放松全身肌肉，大约几分钟后，小亮状态恢复正常，呼吸变平静。）

医生：很好，现在再次想象一下还有一个礼拜就要考试了，你感到紧张害怕吗？心跳有没有加快？

小亮：好多了。（小亮表情正常，身体放松。）

经过想象、放松、再想象、再放松……逐一想象五个场景，最后完成所有治疗。治疗后，小亮在学校能够专心学习，对考试不再紧张，成绩逐渐上升。中考时考入了重点高中。

（3）**强化疗法** 是指通过各种强化手段（如父母老师的表扬）来增强某些适应性行为，减弱或消除不良行为的行为治疗方法。生活中可以见到这样的现象，例如一个小女孩在课上被老师要求朗读课文，当小女孩朗读完，老师给予了肯定和表扬，同学们都为她鼓掌，这增强了她对朗读的自信，以后她喜欢上了朗读，并越来越出色；另一个小女孩在文具店偷了一支漂亮的笔，被店主发现后告诉了小女孩的父母，父母批评了她，并给她讲了很多诚信的故事，她自己也认识到了错误，以后这样小偷小摸的不良行为就会慢慢减少或消除。

在儿童中实施强化疗法主要采用以下三种技术，第一种称之为行为塑造技术，这是通过强化手段一步步建立新的行为，例如孩子在蹒跚学步时，父母总拿着糖果玩具鼓励孩子过来拿，每当孩子能够自己走过来时，就给予拥抱、亲吻，这就使孩子得到了强化，通过塑造，孩子能够逐渐进步，越走越长，越走越稳。第二种技术称为代币强化技术，是利用代币强化刺激，从而矫正不良行为，建立适应性行为。例如幼儿园里发给孩子的小红花，把午饭吃完的孩子可以得到一朵小红花，中午安静午睡的孩子也可以得到一朵，等积累到一定数量的小红花后，可以去兑换奖品。第三种技术称为消退技术，是指当出现不良行为时，不去注意和理睬，使该行为逐渐消退的技术。当孩子故意哭闹要求吃点心，父母不理不睬，等孩子自己安静下来以后，再给他点心，在将来孩子可能更会安静坐着等候点心，而不是哭闹。

（4）**模仿疗法** 通常是通过示范，来帮助儿童学习新行为，获得适应性行为的一种技术。心理学研究资料表明，人类的大多数行为都是通过模仿学习而获得的。例如儿童在看到电视里唱歌跳舞的镜头时，往往也会随其手舞足蹈，模仿相似的动作。这种技术主要适用于儿童的集体心理治疗。

（5）**生物反馈疗法** 是松弛疗法与生物反馈技术相结合的产物，通过借助精密的生物反馈仪把我们人体平时无法感知的生理变化转换为可观察的听觉、视觉信号或读数，根据这些信号和读数，儿童可以在心理治疗师的指导下进行训练，使其学会借助这些信号和读数有意识地自我调控身心状态。在儿童中，生物反馈疗法主要运用于儿童大小便失禁功能恢复、脑瘫康复等，较多研究表明对儿童多动症、抽动症均有良好的疗效，尤其可以提高儿童注意力。

2. 认知治疗

认知治疗指通过一定的技术和手段来改变儿童的不良认知，以正确的认知取代，从而逐渐消除儿童少年不良情绪和行为。如儿童各种情绪障碍、行为障碍、适应障碍、社交障碍、广泛性焦虑障碍等都可以采用认知疗法进行治疗。

对于年龄较小的儿童患者往往先采用一段故事、一个小游戏等间接性手段进行认知治疗，治疗时应使儿童主动参与进来，建立儿童与治疗师之间良好的治疗关系。例如，一位特定恐惧症的患者特别害怕猫，一听到猫的声音就感到非常害怕，大哭大叫，甚至全身发抖。治疗师可以通过适当的解释纠正患者对猫的不适当认知，缓解患者因误解而产生的症状。认知治疗也常与其他心理治疗方法联合使用。

案例

小梦，女，11岁，小学四年级。四个月前在吃牛肉的时候，把牛肉呛到了气管里，感觉呼吸困难，父母立马拨打120送往医院治疗。治疗后感觉气管被划了口子，有异物感，去医院做了检查后没有发现异常。自此特别害怕吃硬的食物，每次吃东西都会咀嚼很久才会小心咽下。近一个月以来情况加重，许多食物都拒绝吃，只愿意喝牛奶等流质饮食。在学校因为进食过少，注意力无法集中，有低血糖的表现。家人带着小梦前来就诊，医生诊断为"情绪障碍"。医生运用认知治疗，纠正其对吞咽食物一定会噎住的错误观念，鼓励其尝试水果蔬菜等食物。告诉小梦健康合理的饮食对身体健康的重要性，嘱咐家长日常对小梦多加鼓励和支持，并同时给予合理用药。

3. 认知行为治疗

认知行为治疗是以改变不良认知为目标，通过修正儿童的思维或信念，同时结合行为治疗，从而改善儿童所呈现的心理问题。认知行为治疗是心理疗法中应用最为广泛的治疗方法，可以帮助儿童改变自己对事物的不适当的、歪曲的看法和态度，减轻或消除消极、过激情绪，建立适当性的情绪和行为。例如对于儿童孤独症、行为障碍、社交恐惧、焦虑抑郁等常常将认知行为治疗作为首选方法之一。一般来说，认知行为治疗有一定的认知能力要求，因此更适用于年龄在8岁以上的学龄儿童少年。

案例

小丽，女，15岁，身高1.63米，自小学习刻苦、成绩优秀，父母均是小学老师，父亲管教严厉。从初二起无意间一个同学说她长得胖，从此开始关注自己的体型并开始主动节食，体重下降，家人虽发现但未引起重视，目前面临初三，为迎接中考学习紧张，压力很大。常常不吃早餐就去上学，午餐、晚餐进食很少。晚上经常写作业到凌晨一两点才睡，进食越来越挑剔，基本不吃肉食，早上有时一小杯奶，有时喝点粥，中午一小口米饭。一年中体重下降15公斤但仍觉得自己太胖，仍在继续节食。自觉精力还好，皮肤干燥，有脱发，月经已停止1年多。家人曾带其到综合医院检查，生理指标均正常，未发现器质性疾病，建议来专科就诊。医生诊断为：神经性厌食。入院后给予认知行为疗法，纠正其怕胖的观念，引导健康的饮食和认知，并同时给予合理用药。2周后治疗渐配合，进食量增加，6周后体重增加2公斤，因初三要求回去上学，出院门诊继续随访治疗。3月后体重增加至40公斤，月经仍未恢复，面色开始红润，半年后体重、生理周期恢复正常。

4. 家庭治疗

家庭治疗是将家庭作为一个系统整体来进行的心理治疗方法。

孩子一出生接触的第一个环境就是家庭，所以说家庭是人心灵的摇篮和港湾，对孩子的成长起着极其重要的作用。孩子在家庭这个摇篮里学会说话、学会走路，父母是孩子的启蒙老师，孩子的生活习惯，以及性格都受到家庭的影响。

儿童的成长与家庭息息相关，所以家庭治疗可以有效地解决很多儿童的心理问题。在临床中常发现，如果一个家庭的成员之间关系紧张，常发生冲突，父母对孩子的关心不够，缺少沟通，那这个孩子往往更容易出现心理问题。比如神经性厌食儿童的家庭常有这样的特征：对孩子过分溺爱，孩子要什么给什么；家庭矛盾多，常有吵闹；家庭对体型、体重过分关注。据统计，在我国留守儿童在心理健康、人格发展、情绪行为、人际交往等各方面都比正常儿童容易出现问题。

家庭治疗的目标就是使家庭各成员间改变原本不良的沟通相处模式，建立家庭认同感，各成员能各司其职，团结互爱，营造和谐温暖的家庭氛围。在临床治疗中，家庭治疗常用于儿童适应障碍、儿童行为障碍、亲子关系不良、焦虑症、抑郁症、神经性厌食等身心疾病。

那么，在家庭治疗中，应该注意哪些问题呢？首先第一点要淡化"道理与理由"，重视"感情与行为"。简单来说就是要在处理问题时，不能仅仅靠说理，推卸责任，造成家庭成员之间"公说公有理，婆说婆有理"的局面。反而应该用更多的包容，去体谅另一方，用真诚相爱的态度对待发生的事情，从而让父母与孩子都能感受到彼此是相互关心、相互关爱的。第二点则是关注"现在"，不追究"过去"。当下的事情才是重点，过去的事情就让它过去，不应该追究到现在这件事情上来，教育孩子从过去的错误中吸取教训与经验，调整现在的状态，去适应当下的环境。第三点要淡化缺点，重视优点。每个人都有他的长处和短处，医生在家庭治疗当中帮助父母看到孩子的另一面，发现孩子的闪光点，鼓励和夸奖孩子，而不是一味地批评和诋毁。例如，孩子总爱在课堂上画画，不认真听课，父母在教育孩子要专心听课的同时，也应该发现孩子对画画的兴趣，对其给予肯定。最后第四点是只提供意见，不代替做重大决定。在家庭治疗中，治疗师只是帮助家庭分析问题，引导、协助家庭成员清楚不同的解决方式的利弊与可能导致的结果，只能提供解决问题的方法和途径，并不能代替其做出重大决定。其中尤其要注重尊重儿童在家庭中的发言权与决定权，有利于培养儿童的独立性。

5.游戏治疗

游戏治疗是指以游戏作为治疗手段，在游戏过程中评估、治疗各种儿童的心理问题，在一个充满象征意义的世界，表达想法、释放情绪，用自己独特的方式去探索学习，从而更有效地促进心理、智力、情感、行为等的健康发展。对于儿童的心理治疗并不单单只限于语言沟通，如果不能说出来，为什么不可以玩出来呢？成人大部分都能通过语言、表情等来表达他们的情绪、困扰、疑惑，而儿童的表达形式往往不同。可以通过游戏，让儿童在玩游戏的过程中表达出他们的困扰。游戏治疗的运用范围相当广泛，大部分的儿童心理问题都可以运用，如行为障碍、学习障碍、人格障碍、亲子关系问题等。

游戏治疗包括很多种，比如常见的亲子游戏治疗、家庭游戏治疗、玩偶治疗、艺术治疗、讲故事等也都是常见的治疗方式。比如某些情绪或态度若直接让儿童表达会太冒险，因此可以通过设定游戏情境，使用"发泄游戏治疗"，例如拿枪射击怪物、在沙子里埋东西、丢沙袋等方式来发泄内心的愤怒、焦虑等情绪。在艺术治疗中，主要利用音乐、绘画、舞蹈等形式表达自己的情感，研究表明，艺术疗法对遭受了事故的孩子特别有效，发给他们蜡笔和一张纸，这些熟悉的东西和可以控制的工具能让他们获得一种掌控感——掌控画画的过程和自己的情绪。跳舞还能够让身体伴随着音乐活动起来，也可以发泄情绪、消除紧张焦虑。

案例

娟娟，女，9岁，小学二年级。娟娟是个胆小、不爱说话的女孩子，在学校不敢与同学说话，总是一个人躲在角落里。父母带着娟娟前来就诊。医生询问娟娟，愿不愿意画一张画，随便怎么画都没关心。娟娟答应了之后，让她自己选择了画笔。之后医生让娟娟在一张长方形的空白纸上把自己画下来。娟娟在纸上画了一个很小的人站着，肢体很瘦弱，摇摇欲坠地样子，脸上没有表情，整个人物被画在纸张的右下角边缘。焦虑的儿童会画很小的自画像，往往只占用很小一部分空间，这提示儿童有很大的不安全感。之后医生问娟娟，在学校是否有同学欺负她，娟娟说班上有个男生总爱拿她的东西，还说要是她敢告诉老师，就要打她。所以说绘画可以作为一种途径让孤僻、不能表达自己的儿童，展现出内心真实的一面。让艺术和内心相结合，可以更好地倾听儿童心底的声音。

6.团体治疗

团体心理治疗是指对一组儿童集体施行心理治疗，利用儿童之间的互相影响，促进人与人之间的沟通和了解，使儿童个体获得人格和行为上的改变。一般将具有类似性质或共同话题的儿童组成一个团体，他们的目标一致，有共同语言，团体活动的效果较好。团体的规模和治疗时间可以根据具体的治疗目标、参与者年龄等设定。

儿童团体治疗与个体治疗相比，有什么优势呢？团体治疗所营造的情境与真实社会更贴近，儿童与治疗者之间、儿童与同伴之间可以获得更好的互动，增强沟通能力，针对问题一同解决，使团体凝聚力不断增强，促进儿童的学习和成长。团体治疗分类很多，在儿童中常用的有认知行为团体治疗、行为主义团体治疗、心理剧治疗等。认知行为团体治疗是指在团体形式下将行为治疗与认知治疗相结合，适用症包括行为障碍、社交恐惧、焦虑抑郁等。行为主义团体治疗主要帮助儿童在团体这个环境中学习新的行为模式，进行社交技能的训练。主要适用于行为障碍、社交恐惧症、情绪障碍等。心理剧治疗主要以角色扮演为主要手段，通过戏剧化的形式，针对儿童不同的心理问题设计情节，让儿童扮演某种角色，在表演中表现自己的内心情绪和心理冲突。儿童的心理问题、内心冲突一般都源自于日常生活，所以当他们再次经历相似情景时，可以把内心的情感释放出来，并找到问题的关键，从而帮助儿童重新认识自己、接纳自己、改变自己。

团体治疗的活动形式有很多种，比如常用"提供不完全的故事"来引导儿童分析问题，参与谈论。在治疗开始之前，治疗师会通过一个简单开放性问题，例如"上学路上发现没带课本，可是又快迟到了，你会怎么办？"来引导儿童在大团体中进行交流，通过各自论述观点，最后得出问题的答案。在处理儿童行为问题、情绪问题时，也常用"角色扮演"的活动，儿童通过扮演一定的角色，比如可以扮演父母、兄妹、老师等角色，例如设定这样一个场景：小明趁父母不在家，偷偷看了两个小时电视，以至于作业没有完成。第二天老师检查作业的时候，会发生什么呢？在治疗师解释每个角色的位置，故事的情节之后，让儿童来表演，以此表露出内心的想法。

7.沙盘治疗

沙盘治疗又称为箱庭疗法，由沙箱、沙、生活原型沙具、陈列架、沙箱桌等元素构成，儿童少年在治疗师的陪同下自由挑选沙具，在沙箱里进行自我表现的一种心理治疗方式。

"在一粒沙中看到整个世界"，沙是每个儿童都会玩的材料，它的可塑性可以让儿童自由发挥想象力，任意选择沙具就可以创造出心中的世界。心理沙盘可以用非语言的形式将儿童难以自己表达的内心世界投射到沙盘上，帮助治疗师了解儿童真实的内心，在沙盘上实现自我表达和宣泄。

（二）需要心理治疗的疾病

儿童身心处于不断发展变化的阶段，相较成人而言，儿童心理充满了可塑性，性格不稳定，容易受到外界的影响。儿童心理治疗的运用范围广泛，从出生到成长成人，涵盖了儿童少年认知、情绪、行为、社交、生活学习等各个方面。

1.心理发展问题

广泛发育障碍的儿童可以经过早期的行为治疗建立基本的行为模式，减少攻击和自伤自残行为。

2. 儿童行为问题

运动障碍、注意缺陷多动障碍、品行障碍、拔毛癖、进食障碍（如异食癖、神经性厌食、神经性贪食、暴食障碍）、排泄障碍（遗尿、遗粪）、游戏成瘾行为等也可以通过心理治疗来缓解。

3. 儿童情绪问题

焦虑障碍、抑郁障碍、双相障碍、恐惧症、依恋障碍、强迫障碍等可以用行为治疗、家庭治疗、游戏治疗、团体治疗等心理治疗减轻焦虑、抑郁情绪，改善社会交际能力和处理问题的能力。

4. 家庭问题

亲子关系问题，家庭结构异常（单亲、离异）所致儿童心理障碍、留守儿童问题等可以通过家庭治疗、认知行为治疗、团体治疗等治疗方式来改善。

5. 学习问题

考试焦虑、厌学、弃学、学校技能发育障碍等。

6. 创伤及应激相关障碍

家庭暴力、意外事故、自然灾害、性创伤等主要通过认知心理治疗、支持性心理治疗、认知行为治疗等方法改变儿童不合理认知观念，正确认识和对待自身心理问题，建立新的认知，从而帮助儿童减轻痛苦，促进健康成长。

7. 其他

睡眠障碍、身心疾病等。

三、物理治疗

（一）电休克治疗

一提起"电疗"，人们脑海中常常会浮现很多电影中出现这样的画面：医生双手拿着通电的导体，这时病人四肢被绳子固定在病床动弹不得，只能忍受着电击带来的疼痛和抽搐……正是这种让人听起来觉得不靠谱的治疗方法，目前却依然是精神科的主要治疗手段之一，这就是电休克治疗，也就是我们常说的"电击疗法"。下面我们从案例来认识这种治疗方法。

案例

女性，17岁，因学习压力大而逐渐出现情绪低落，兴趣减退，总担心学习中会出现失误，终日感觉疲惫不堪，对自己的生活非常悲观。愁眉苦脸，忧心忡忡，感到前途渺茫，不想做事，不愿与家人、朋友交往，常常独坐在书房，很少出门，回避社交，后整天躺在床上。自诉"全身没有一点儿力气，反应越来越慢，记性差，活着没意思"。曾有割腕、跳楼两次自杀行为，均未遂。患者家人带其至精神专科医院，诊断为"重度抑郁发作"。被收至住院治疗，当时的主管医生建议电休克治疗。患者的父母认为"电疗"手段很残忍，不愿接受。而患者本人仍存在自杀想法，并不在乎医生怎么去治疗她。这时隔壁床一位患者的妈妈告诉患者的父母"我们刚开始和你们一样的想法，但最后走投无路了，中药、西药和跳大神都试了，都不管用，只能试试这个了。结果做到第二次时，心情就恢复正常了，娃儿感觉到很愉快，也不说自己心烦了"。因此，抱着试一试的态度，患者接受了一个疗程（10次）的电休克治疗。第4次电击治疗后，患者就表示"感觉到了久违的快乐"，一月后，顺利出院。

在精神科领域中，"电疗"有一个自己的名字，即"电休克治疗"，也称电惊厥治疗、电痉挛治疗（electroconvulsive therapy，ECT），原理为一定量电流通过患者头部，导致大脑皮层癫痫样放电，同时伴随全身抽搐，使患者产生暂时性意识丧失，是治疗疾病的一种手段。目前传统电休克有了很大的改进，在治疗前使用静脉麻醉药和肌松剂，大大提高了患者安全性及舒适性，称之为改良电休克治疗（MECT）。其具有安全性好、耐受性高、不良反应小等特点。

1. 电休克治疗适用人群

首先是严重抑郁的病人，可以通过是否有强烈自伤、自杀企图及行为，以及明显自责自罪来判定；其次，遇到极度兴奋躁动，有伤人危险的患者；还有拒食、木僵的病人；最后，精神药物治疗无效或因副作用无法用药物治疗时，会选择电休克治疗。改良电休克治疗的禁忌证较少，但某些严重的心血管、中枢神经内分泌等系统疾病可增加治疗的危险性，另外对麻醉、肌松药物过敏的患者不能使用。关于适用年龄范围，传统电休克适宜人群年龄15～55岁。改良电休克治疗因其安全性高，适宜年龄可适当放宽至13岁，但也应同时做好应急准备。

案例

男，16岁，因"不语不动、双目紧闭，呈木僵状"一周入院。患儿3月前无明显诱因下突然出现睡眠差，难以入睡，有时彻夜不眠，一个人经常无故哭泣，家人问话不理睬，整天缄默不语，饮食差，不愿吃喝，生活不愿料理。在精神专科门诊求治，诊断分裂样精神病，予以喹硫平、舒必利治疗，服药后症状缓解。近一个月症状逐渐加重，不语不动、双目紧闭，不能饮食，父母带其入院治疗。生命体征正常，神志清楚，衣着不整，头颅无畸形，双目紧闭，检查不合作，多问不答，存在双臂蜡样屈曲及违拗行为，意识行为增强，自知力缺乏。诊断为"精神分裂症紧张型"。入院后予以补液能量支持和MECT治疗，治疗3次后患儿能睁眼，但仍拒食，不语不动。治疗5次后患儿能少量饮食，减少补液量，加服抗精神病药物。治疗7次后患者饮食基本正常，停止补液。目前说话和动作仍较少。加强心理辅导和心理护理，鼓励其讲出心理感受，增加与病友交流。

2. 治疗前的注意事项

治疗前准备：①详细的体格检查，包括神经系统检查，必要时，进行实验室检查和辅助检查，如血常规、血生化、心电图、脑电图、胸部和脊柱摄片；②获取知情同意；③治疗前8小时停服抗癫痫药和抗焦虑药或治疗期间避免应用这些药物，禁食、禁水4小时以上，治疗期间服用的抗精神病药或抗抑郁药或锂盐，应采用较低剂量；④准备好各种急救药品和器械；⑤治疗前测体温、脉搏、血压；⑥通常于治疗前15～30分钟皮下注射阿托品0.5～1.0mg，防止迷走神经过度兴奋，减少分泌物；⑦排空大小便，取出活动假牙，解开衣带、领扣，取下发卡等。

3. 电休克的操作方法

患者仰卧治疗台上，四肢保持自然伸直姿势，在两肩胛间相当于胸椎中段处垫一沙枕，使脊柱前突。防止咬伤，并用手紧托下颌，防止下颌脱位。由助手保护患者的肩肘、髋膝关节及四肢。电极的安置和电量的调节：将涂有导电冻胶或生理盐水的电极紧密置于患者头的顶部和非优势侧颞部或双侧颞部。电量原则上以引起痉挛发作的最小量为准。根据不同电抽搐机类型选择电量，一般用80～120mA，通电时间2～3秒。一般每日1次过渡到隔日1次或者一开始就隔日1次，一个疗程6～12次。一般躁狂状态6次左右即可；幻觉妄想状态多需要8～12次；抑郁状态介于两者之间。

4. 电休克疗法的危险性

目前的证据表明，电休克治疗很安全。从下面直观的数据可以看出，研究显示每100000次治疗会有2.1人因电休克死亡；发表于2001年后的研究中电休克治疗仅出现了1例相关死亡个案。另一方面，电休克治疗7天及30天内，每10000次治疗后躯体事件发生率为9.1起和16.8起；死亡率分别为1.0起和2.4起。相比之下，电休克带来的躯体事件发生率和死亡率，要比进行全身麻醉的手术或其他操作带来的危险低得多。

在临床上，经常会有患者及家属询问，电休克治疗会不会把人脑袋电坏。而真相是不会，相关研究显示电休克总次数对患者认知功能并无影响。2018年3月最新发表于《柳叶刀·精神病学》的一项研究显示，电休克不但不会升高心境障碍患者的痴呆风险，甚至对于老年患者有降低痴呆发病率的趋势。

（二）经颅磁刺激治疗

经颅磁刺激（transcranial magnetic stimulation，TMS）是一种非侵入性的脑刺激，由磁场产生诱发电流，引起脑皮质靶点神经元去极化。TMS作用于人脑引起神经活动的改变，可检测到运动诱发电位，脑电活动变化，脑血流、代谢和大脑功能状态改变。其微观作用包括细胞膜电位、动作电位、神经递质、受体、突触、神经可塑性发生变化。目前，加拿大、新西兰、以色列、美国都已批准重复经颅磁刺激（rTMS）可以用于治疗抑郁症，也有一定证据推荐用于精神分裂症、强迫症、焦虑障碍和其他疾病。与ECT不同，重复经颅磁刺激不需麻醉，不诱发抽搐。重复经颅磁刺激治疗过程中，患者保持清醒，除头痛和头皮痛外，没有其他的不良反应，因此门诊患者可以在治疗结束后立即投入工作。

1. 经颅磁刺激的种类

经颅磁刺激依据模式可分为单脉冲刺激、成对脉冲刺激、重复脉冲刺激、爆发模式脉冲刺激。

2. 做经颅磁刺激治疗的注意事项

经颅磁刺激治疗可能出现头皮刺痛、灼热感、听力损害及诱发癫痫或惊厥发作，因此有癫痫或惊厥发作史的患者禁用此治疗；同时头颅或体腔内存在金属磁性物质（电子耳蜗、部分心脏起搏器等植入性医疗产品）的患者也禁用此治疗。12岁以下患者佩戴耳塞可以最大程度上避免噪音对听力的损害。

3.经颅磁刺激治疗的操作方法

刺激强度用占运动阈值的百分比来衡量，在10次磁刺激中能够至少引起5次手部肌肉抽搐的最小的刺激强度即为运动阈值，通常采用80%到120%的运动阈值作为磁刺激的治疗参数。合理选择参数及加强临床观察对确保安全是非常重要的。每次治疗通常持续30分钟，每周治疗5天，每个疗程2到4周。

4.临床治疗儿童群体的说明

国内外已有相关研究报道将rTMS用于治疗儿童抽动症、多动症、孤独症和青少年抑郁症等疾病，不良反应少。另外，可作为脑瘫患儿辅助治疗手段。单脉冲和成对脉冲TMS对儿童风险小。小儿发育的特征与TMS安全性相关，包括：皮质兴奋性水平（新生儿皮质兴奋性高，刺激能量过高需要注意TMS诱发癫痫可能），囟门关闭与否（未闭要特别注意避免机械损伤）与外耳道生长（小于2岁儿童需要特别注意保护听力）。儿童年龄小于2岁慎用。

案例

12岁的小田是一名初中生，在半年前出现耸肩、歪嘴的动作，每1~2小时便出现一次，并且还伴有咳嗽的动作和清嗓声。父母认为可能是气管炎，跑了多家医院都未能解决。持续3个月后自行缓解，2月前又开始不自主耸肩、歪嘴，频率逐渐增加至十几分钟一次，并且伴有清嗓声和叫喊声，在参加考试或家长特别关注时尤为明显。在课堂上无法克制，同学认为其很奇怪，不愿意和他玩耍，因此十分苦恼和自责。由其父母带至儿童精神专科门诊求治，患儿表现紧张，情绪显焦虑，担心自己的问题解决不了。母孕产期无特殊，生长发育史无特殊，无精神疾病家族史，未发现其他躯体及精神症状。医师根据症状诊断"抽动障碍"，予以口服阿立哌唑5mg/日逐渐加至15mg/日，配合重复经颅磁刺激治疗每日1次，治疗1月后患儿抽动症状明显改善，目前患儿仅剩少量的动作，清嗓声等症状完全消失。

（三）经颅直流电刺激治疗

经颅直流电刺激（transcranial direct current stimulation，tDCS）是一种非侵入性的，利用恒定、1～2mA的低强度直流电调节大脑皮层神经元活动的技术。目前只有很少的研究报道了tDCS用于儿童青少年期精神分裂症、孤独症谱系障碍、多动症等，疗效尚不能肯定。报道中患儿无严重的不良反应，出现较多的有刺痛、瘙痒等。随着研究深入，tDCS相比rTMS，仪器价格便宜且操作要求低的特性，将促进其在儿童等特殊人群中的应用扩展。

四、儿童特殊教育与培训

精神科儿童特殊教育与培训主要针对精神发育迟滞和心理发育障碍的患儿，需要由学校教师、家长、康复训练师和临床心理治疗师以患儿为中心多方相互配合进行。针对患儿的疾病类型，并结合自身状况去选择适合自己的特殊培训，往往需要康复训练师预先设计培训计划。如儿童认知能力培训对象为精神发育迟滞、儿童孤独症伴有认知能力低下和学习困难者。儿童语言培训的对象为言语和语言发育障碍、精神发育迟滞、有语言障碍和孤独症谱系障碍者。儿童社会能力训练的对象为孤独症谱系障碍、社交退缩和因攻击或对抗性言行而导致社会适应不良者。儿童感觉统合训练的对象为语言发育迟缓、多动症、笨拙综合征、孤独症谱系障碍、情绪障碍、学习障碍、伴一些亚临床行为问题（如人际关系不佳、偏食、吸吮手指、触摸生殖器等）和测验出各种感觉统合失调者。

五、康复治疗

（一）康复治疗的概念

康复治疗是指综合地、协调地应用医学的、教育的、社会的、职业的各种方法，尽可能改善患者生理或心灵的损伤，不论在躯体上还是在精神上都能最大限度地使患者提升个人的能力，使其功能逐渐恢复，增强自立能力，提高生活质量，以重返家庭、社会正常生活。儿童少年精神障碍康复的目的在于训练其生活基本技能，纠正不良或者不适当的行为，建立新的良好的适当的行为，从而提高其社会适应能力。

儿童少年精神障碍的康复包括以下内容。首先是学会自我管理与自我监控，在康复过程中教会儿童少年如何用药，识别药物的副反应。其次是基本技能的训练。例如语言障碍的儿童，可以在语言能力的评估后制定个体化的训练课程，通过构音训练练习音节、单词、句子，口腔功能训练改善口腔的感觉及协调能力。对于儿童孤独症、注意缺陷多动障碍的儿童，注意力很难集中，可以通过听觉训练，让儿童努力集中注意力听一个故事，之后让他们复述所听到的故事。对于智力发育障碍、广泛发育障碍的儿童，训练日常的生活技能是很重要的内容，还可以增加体育活动、艺术活动、团体活动的训练，帮助儿童提高生活自理能力，减轻家庭压力。对于有情绪障碍的儿童来说，学会管理好自己的情绪显得格外重要，在康复过程中治疗师可以通过鼓励儿童多做自己喜欢做的事情，发掘自己的兴趣爱好，淡化消极情绪，对关注事物的积极面，采用乐观积极的态度学习生活。

康复治疗不仅仅只在医院进行，家庭康复、社区康复也是很重要的组成部分。家庭环境对于儿童精神障碍的康复起着很重要的作用，不光是要使儿童患者适应环境，也要调整患者所处的环境。尤其是情绪障碍、家庭问题所致的心理障碍，家庭康复起着不可或缺的作用。目前我国也已成立了许多社区康复机构，例如针对精神发育迟滞、孤独症儿童的训练机构。

（二）需要康复治疗的疾病

儿童少年的精神障碍康复治疗主要应用于精神发育迟滞患者、运动障碍、注意力缺陷多动障碍、儿童孤独症患者、精神分裂症患者、情绪障碍等。对于儿童精神康复等患者，在进行康复治疗前需要进行相关量表、评估工具对其心理问题、精神障碍等严重程度进行评估。通过评估可以划分等级，明确患者生活能力、学习能力、交际能力等方面的缺陷程度，最后根据评估结果科学系统等制订康复计划。

第三节　儿童心理问题的预后

一、儿童心理问题能否治愈

毋庸置疑，心理问题是可以治愈的。和普通的躯体疾病一样，经过系统规范的治疗，患有心理问题的人，可以恢复的和正常人一样。和大多数躯体疾病不一样的是，心理健康问题的患者有时需要长期的随诊或长疗程的服药，而躯体疾病治愈后，一般情况下，患者就绝不想再和医院有什么关系了。往往心理问题的高复发率造成了人们的误解，认为治不除根，或者治与不治没有多大区别。这充分说明人们对心理健康问题的不了解，其中最重要的一点，要知道治好和一辈子都好好的完全不是一回事。

二、影响心理障碍复发的主要因素

人们普遍的对心理健康问题（或精神问题）的预后情况期望过高，总认为这种疾病不是什么问题，理应被简单彻底地消灭。实际上，不仅躯体疾病有不容忽视的复发率，心理问题也是一样。但是，人们不会因为第一次肺炎治好后再次感染肺炎，而去责怪或是追究什么。大家对心理问题的复发问题却往往有许多抱怨。原因是大家没有认清楚心理问题的本质，应该对心理问题和躯体疾病有同等的重视程度，不应戴着有色眼镜看待心理问题的复发，很多时候，心理问题比躯体疾病在治疗上更为困难。

以心理健康问题中的抑郁障碍为例，据世界卫生组织统计，全球约有

3.5亿抑郁障碍患者，平均每20人就有1人曾患或目前患有抑郁障碍。最新的流行病学调查研究结果显示，我国抑郁障碍的年患病率为3.59‰。经过抗抑郁治疗，大部分患者的抑郁症状可缓解或显著减轻，但仍有约15%的患者无法达到临床治愈。另外，首次抑郁发作缓解后约半数患者不再复发，但对于3次及以上发作或是未接受维持治疗的患者，复发风险可高达90%以上。

影响心理障碍复发的因素主要有以下几种。

1. 维持治疗的药物剂量及使用时间不足

现在临床上提倡全病程治疗，以降低疾病的复发。然而部分患者在治疗中或治疗后，无法坚持规律服药，随意更改自己的治疗方案，或者干脆停止服药，导致病情控制不稳。

2. 生活应激事件

发生心理问题的人，生活事件应对能力有所下降，往往难以像其他人一样有完全的自我控制力。在发生应激事件时，有时不知如何处理，压力过大，往往诱发心理问题的发生。

3. 社会适应功能不良

心理障碍缓解后，患者的社会功能一般可恢复到病前水平，但有20%~35%的患者会有残留症状以及学习、职业或社交能力受到不同程度的影响。治疗后继发社会功能不全的患者，往往在适应社会方面存在不同程度的缺陷，可能导致患者心理障碍的再发。

4. 慢性躯体疾病

伴有慢性躯体疾病的患者，心理状态和正常人已经大不一样，忍受着疾病的长期侵扰，情感上总是比一般人过于敏感，心理问题不可避免地随之而来。

5. 家庭和社会支持的缺乏

心理健康问题有时会发展成慢性疾病，迁延不愈。长期的疾病和漫漫求医路令患者本人和家庭都疲惫不堪，而不合适的诊疗方案往往使病情反复变化，削弱了患者的求治欲望和家庭为患者提供的支持力度。这时，往往需要医生、患者及其家庭成为一个治疗联盟，医生要给他们提供鼓励与信心。

心理问题的复发受多种因素的综合影响，有时让人们防不胜防。人是一个复杂的综合体，受到生理、心理和社会等多方面的影响。生活里，心理问题的发生又是较为广泛的事情。在疾病治疗前、治疗中、治疗后都有许多因素影响病情的变化。心理问题和躯体疾病一样都有其流行病学特点，应该把心理问题的复发和躯体疾病的复发同等对待，看成是一件自然的事情。

三、心理问题复发的应对

（一）练就一双"火眼金睛"

一个人生病治愈后，有时心里隐藏着一丝焦虑不安，担心会不会再犯，而心理健康问题的复发又是难以回避的问题。疾病的复发不仅损害了患者康复的信心，也加重了家庭和社会负担。为了尽早对问题进行干预，首先应该了解疾病复发的示警表现。许多有用的信息可以直接询问，或是通过与孩子进行交流和观察孩子的行为来获得。如果对孩子的生活信息掌握得足够，就能发现其中的蛛丝马迹。例如，孩子变得寡言少语了，晚上睡不着觉，吃饭没有胃口，莫名其妙地发脾气等非常态的表现，都有可能是心理问题复发的征兆。

（二）切莫大惊小怪

有时候，孩子父母或监护者无法理解孩子的行为，总以为没有缘由地发生了。事实上，可能孩子的有些行为只是出于个性特点的自我表现，其他的也许才是疾病复发的预兆。一方面，当怀疑孩子是不是病情复发的时候，不要惊慌失措，草率地强行带孩子去医院，详细回顾孩子最近的状况，可以先咨询孩子的主治医生，如果得到建议，再劝说孩子来医院就诊。有许多患有心理疾病的患者反映，自己在家好好的，只不过和家人拌了一次嘴，就被强行带到医院。这种情况的过多发生，会引起孩子的抵触，扩大孩子与家庭之间的隔阂，也会让患者和医生之间的配合度大打折扣。另一方面，当孩子确实再发心理问题时，应尽快带孩子就诊，以便早期治疗，这就要求孩子父母或监护人对孩子的病情有准确的了解。

（三）及时治疗

以抑郁障碍为例，来说明重视心理问题的复发是很有必要的。一项对抑郁障碍患者追踪10年的研究发现，75%~80%的患者多次复发。有人报道抑郁障碍第一次抑郁发作后复发率为50%，第二次为75%，第三次为100%，故抑郁障碍患者需要进行维持治疗，预防复发。多数学者认为若第一次发作且经药物治疗临床缓解的患者，药物的维持治疗时间需6个月到1年；若为第二次发作，应维持治疗3~5年；若为第三次发作，应全病程、长期维持治疗，甚至终身服药。其他类别的心理问题与之类似，皆表现为复发次数越多，越是顽固，越加难以治疗。因此，当孩子发生心理问题时，初次的治疗至关重要，家庭应该给予足够重视，维持期的规律治疗和定期随诊以及治愈后病情的复发也应多加关注，这样才能预防过多的复发。

四、出现心理问题如何选择相应治疗

心理问题等级划分从健康状态到心理疾病状态一般可分为4个等级：健康状态、不良状态、心理障碍、心理疾病。从严重程度来分，可分为一般心理问题、严重心理问题、心理疾病。在对具体的心理问题诊断与治疗时，首先，要明确心理问题的类别，一般经过专业的评估才能给出一个明确的诊断。一旦评估完成，就要制定一个针对性的多模式的治疗计划，需要注意以下几点。

（一）孩子的安全问题

这是占据首要位置的一点，包括考虑孩子是否存在治疗的危险，是否需要儿童保护性服务。还包括孩子自身或对他人是否构成危险，是否需要住院或采取其他保护措施等，我们要对孩子的安全问题多加考虑。

（二）学校环境

考虑在学校中给孩子学习、行为、情绪和社会上的支持。

（三）心理治疗

可以对孩子（或孩子父母）进行有关精神障碍的知识培训，指导其如何做。心理治疗的分类有很多，主要有认知行为治疗、行为管理、支持性治疗和精神分析学治疗等，具体针对何种问题选用何种治疗，需要专业人员的指导和培训。

（四）物理治疗

有电休克治疗、经颅磁刺激治疗、经颅直流电刺激治疗等，具体作用因所处理问题而不同。

（五）药物治疗

一些精神药物通常是很有用处的，被广泛地应用于儿童精神障碍患者中。

当儿童出现心理问题或是躯体疾病时，孩子的父母或监护人都会紧张万分。作为和孩子一起生活的人，医生要依靠他们及时汇报孩子的症状和重要的既往史资料，他们也有责任在家中监督对孩子的治疗。为人父母者应该知道如何去利用所有的资源让孩子健康地成长，当对孩子的问题无所适从时，应积极地寻求专业人士的帮助。

第四节　在儿童心理治疗中父母的作用

毫无疑问，父母对孩子的生活和成长发挥着重要的作用。家庭是社会和国家的基本组成单位，父母所做的许多事对孩子的情绪、社会和认知功能有着重要的影响。然而，为人父母者对自家孩子不仅有抚养责任，伴随而来的还有一种复杂的多方面的关系。现实生活中，父母和孩子一样都有优点和缺点。通常优点和缺点之间的恰当比例，被称作"合适的美德"，它影响着父母与孩子之间关系，也影响着孩子的成长发育，为人父母者应该把握这个比例，力求成为合格的父母。

一、如何判断孩子出现了问题

孩子的父母或亲是监护人，应该熟悉孩子的一些基本发育阶段的情况、习惯（如睡眠、饮食和日常活动等）和处于恰当的角色时应有的一些表现（如学校里的表现、家庭作业测验和同龄人的团体活动）。粗略了解什么是儿童的健康心理，以及儿童心理发展规律及特点。或者是从感官体验以及生活经验上，来判断各年龄阶段的孩子是否显著不同于同龄人。现代社会中，基层儿童保健机构免费提供多种儿童体检项目，在与儿保医生的接触过程中，也许就能够发现存在的一些显而易见的问题。有些父母陪伴孩子的时间太少或是对孩子关心不够，会有意无意地忽略孩子的许多表现，认为是小孩子的个性使然，这时学校所处的地位显得尤为重要。通过学校老师或者校内心理咨询室老师对孩子的认识，以及对其行为进行的观察与描述，可以反映出孩子存在的一些心理问题。

二、发现问题后的处理办法

当自家的孩子出现躯体疾病，大多数为人父母者，会给自己一个看似合理的解释。但是，如果自家的孩子出现心理问题，绝大部分家长却会感到莫名其妙，不明白自己的孩子为什么和别的孩子"不一样"，甚至去穷究根源或者责怪彼此。

事实上，儿科疾病在人群中有较高的发病率，社会和环境的压力对年轻人有着显著的影响。家庭问题（例如离婚、家庭暴力、忽视、物质滥用、经济拮据等）只是对发育产生影响的压力中的一小部分。社会也会对儿童产生危险的影响（例如青少年中的暴力、性骚扰，媒体中的暴力，社区治安不良等压力）。心理问题在儿科疾病发生中越来越引起人们的重视。如果没有大人过问，或者一个孩子隐瞒了这些影响他的事，那么就无法在早期阻止和预防，就可能爆发情绪和行为障碍。有时心理问题的发生又是如此隐秘而无从发现，因此，当知道孩子存在心理问题时，不应心怀一种无由的羞耻感或者过早地向孩子周边的人问责，抑或是对孩子的问题草草定论，不予重视，应当积极地应对并寻找专业人员提供指导和帮助。

三、咨询对象

有的孩子发生心理问题，仅仅表现为躯体上的症状；有的则表现为情绪和行为障碍。当孩子出现问题时，可以就近询问初级保健医生，进行初级体检与评估。但往往初级保健医生，无法进行系统的体检与评估，当孩子需要进一步诊疗时，应该带孩子去儿童专科医院或是综合医院的心理咨询门诊，经过系统的检查与评估，得到较为准确的诊断。

有时，孩子父母或监护人无从判断孩子是否存在问题，或是不方便及时带孩子就医，可以拨打医疗机构的心理咨询热线或者卫生行政部门的心理热线进行咨询。但这种方法的作用有限，接线人员无法通过电话获得儿童系统全面的个人与家庭资料，往往无法给予确切的诊断，提供的建议针对性就会有所降低。对比而言，前往专科医院和综合医院的心理咨询门诊，与专业人员进行面谈才是最有帮助的。目前国内市级区域内均设置有精神卫生中心，不少省市级医院开设儿童心理专科，使得心理问题的诊疗更为便捷。

四、如何和学校或老师沟通

学习生活是儿童生活中重要的组成部分。正如所有父母了解的一样，儿童和学校环境之间不良的配合会带来一段非常麻烦的时光，对儿童的精神和躯体健康会有严重的影响，从而干扰孩子的学习与成长。学校有能力和责任来满足孩子的情绪和社会心理发展需求。

学生的父母或监护人应该和学校或老师建立良好的合作关系，因为当孩子在学校有困难时，通常由老师最初发现并告知家长，两者可以初步讨论关于孩子的应对措施。另一方面，了解儿童的人，特别是孩子的父母和医生，可以大致告诉学校老师孩子有哪一方面的问题。学校的校长或主要负责人可以对孩子进行全面的评估，来确定其是否适合普通教育，或是需要去特殊的教育机构进行学习。学生的父母或监护人和相关人员可以构成一个有机体，其中包括学校的行政负责人（如小学或中学的校长）、孩子的父母、学校的心理医生（或老师）、所在班级的老师以及相关的社会工作者。大家一起为了孩子的学习与成长提供支持和帮助。

五、治疗中如何观察

孩子的父母或是监护人，首先应该知道自己孩子发生心理问题之前的一些基本情况，包括睡眠、饮食习惯和日常活动等，扮演自身角色时处理一些事情的表现（如学校里的表现、家庭作业测验和同龄人的团体活动）。治疗中观察基本情况的改变，以及活动水平、焦虑或担心害怕的程度、强迫或怪异动作、自我期许的表达、刻板或局限性的兴趣、对喜欢和憎恶的看法等。父母或监护人在孩子的治疗过程中，应该和心理医生或精神科医生，结成信任的治疗同盟，定期随访并向就诊医生反映在家中或学校里的表现，对于某一具体问题，可以针对性地采用相关的评估量表进行评分和判断，以便得到医生的指导和下一步的治疗计划。

六、如何应对孩子不愿意吃药

规范的药物治疗是改善精神障碍的关键，然而精神障碍的治疗是一个漫长的拉锯赛，少则几个月，长则需要维持数年。当多则十几甚至几十粒药片摆在孩子的眼前，即使再乖巧听话的孩子，让他们日复一日吞下这些干硬苦涩的药片并不容易。如果患儿自知力不佳，并不能意识到自己生了病，觉得自己与常人无异，甚至觉得父母端上来的药片是毒药，那么想让他们安稳吃药，简直是天方夜谭。

遇到这种情况，家长必须加强监督，想办法让孩子服药。在监督服药的过程中，要格外的提防患儿藏药。因为部分患者拒绝承认自己有病在身，所以，千万小心了，他们可能佯装服药，却把它藏在舌下、腮部、指缝，一个不留神就扔到了旁边垃圾桶。对付这些小花招，家长要做的就是无微不至一丝不苟的监督，父母负责保管药物，喂药后不要马上离开，看着孩子把药吃下，必要时需要检查口腔。有的家长会有一些小方法，他们会告诉患儿，服用的药片是钙片，吃下可以长高、变聪明，有的患儿便可顺利的服起药来。这些方法是可取的，但不是长久之计。孩子拒不服药，拿出父母的威严，强制服药，有时也是必要的。随着孩子年龄的增加和药物起效后自知力的恢复，服药可能会简单起来。

服药艰难的患者，应选取住院治疗，由医护人员监督用药。或者，可采取长效针剂。长效针剂在体内代谢衰减较慢，效果维持比较长久，可减免许多口服的痛苦和困难。

七、健康的家庭特征

有人说儿童疾病有其家庭起源，提出过"家庭就是一个患者"这一说法。家庭为儿童患者的健康与治疗提供许多支持，更是儿童成长发育的摇篮。对于什么是健康的家庭，为人父母者应该有所了解，才能知道自己教育孩子的行为哪些是正确的，以及为什么这些行为是有益于孩子的。下面是对一个较健康家庭的大概描述。

（一）家庭凝聚力

较健康的家庭有种整体的感觉。家庭成员都为归属于这个团体而感到自豪。这种感觉的程度取决于他们在参与家庭活动时感到自身被认可的多少。当个人行为得到的回应是情绪或躯体上的讽刺时，那么团体意识就会被削减。父母常常表达对孩子的认可，并常常温柔地爱抚孩子，可以营造一种健康快乐的家庭氛围。凝聚力好的家庭会有一个共同的目标，为使自己所处的这个团体越来越好而贡献力量。

（二）家庭的"阶级"

较健康的家庭并不是民主的。所有的家庭成员并不具有相同的家庭"地位"。父母和孩子在每一代中都是不可缺少的，并具有自己独特的位置。父母有其应负的责任与义务，孩子有其相对的培养要求与目标，这一点完全符合现实情况。父母需要给孩子提供规则、指导、监护、限制和机会，孩子的"工作"是尽可能健康地成长，最大限度地发挥他们的资源和"工具"。当每个成员的分工明确时，都会发挥最好。这样的说法也许会让人产生一些隔阂感，但它在某种程度上是有益处的。

（三）扮演角色的灵活化

家庭中角色明确是必需的，然而过分强调自身角色往往会带来坏处。那些从来不和孩子处于同等地位的家庭很少是健康的，孩子从来不被当作大人并负责任的家庭也很少是健康的。在维持父亲、母亲、兄弟、姐妹等基本定位的同时，较为健康的家庭在角色变化时具有较大的灵活性。

（四）情感的投入和真诚性

所有关系的重要基石就是情感的投入和真诚性。有些父母对孩子的期望过高，与孩子的发育需要和能力不协调，在与子女的沟通过程中会产生许多冲突。而对孩子的需要和能力有着准确理解的父母可以提升家庭的"团队精神"。父母不一定要满足孩子所有的愿望，但至少需要了解孩子真正的渴求。例如，许多父母发现和小孩子长时间乘车等于一场灾难。当父母严格地要求和期望他们坐在车里几个小时乖乖听话、不许乱动时，他们可能就有麻烦了。因为父母此时的目标和孩子的发育需要和能力严重不协调。所以，父母或祖父母在和孩子相互交流时，彼此理解和理性的感情表达至关重要。

（五）玩耍和幽默感

健康的家庭中家庭成员之间要有玩耍能力，家庭氛围要有些幽默感。这种氛围可以使家庭所有成员更好地处理一些不愉快的事情，幽默可以使许多困难的事情更容易被彼此接受。

（六）相互交流和支持

健康的家庭氛围需要大家相互交流和支持，成员之间相互倾诉、讨论感情。任何一个成员的悲伤、愤怒、内疚、羞辱的话题可以自由地说给其他成员听。彼此之间存在情感的表达和反馈。健康的家庭不仅是给予物质上的支持，还应表现在精神层面的交流。许多人羞于表达自己心中的真实想法，往往是不必要的，家人是人生中最坚固的靠山，值得我们分享所有的情感变化。

（七）家庭化非正式礼仪

较为健康的家庭都有自己独特的一种礼仪，行为上的表现可能包括一起吃晚饭，睡前讲故事，上学或工作前的一个拥抱或亲吻。更为深厚的家庭礼仪，即表现为家风家训上的传承，这一点在《颜氏家训》里表现得尤为显著。

八、单亲父母家庭

显然，和睦的双亲家庭对孩子的成长是非常有益的。可是，一般情况并非如此，父母要么选择离婚的痛苦，要么选择忍受强烈冲突待在一起的痛苦。对于孩子也是一样，不管哪种方式，都会带来相应的痛苦。对于单亲父母来说，需要更多的社会支持来为自己和孩子提供帮助。但是，并不是一对夫妇就能保证有好的支持模式，而是要从根本上知道如何为孩子提供支持。有时候，祖父母和其他亲戚在孩子抚养中占有主要地位，单亲父母从这些人那里得到对自己和孩子的支持尤为重要。对于单亲父母应如何和孩子相处，做到以下几点是十分有益的。

（一）避免让孩子陷入"三角关系"之中

尽管单亲父母有着高度的情感上的需求，尤其是被抛弃和受伤害的一方。即使如此，也应抵制把孩子拉过来的想法。尤其是不能私下恶语中伤另外一方给孩子听或者在孩子面前不断出现冲突。因为这样的行为会影响到孩子的情感发展，留下深深地不安的种子。

（二）让孩子与父母双方都有着良好的关系

一般情况下，与双亲保持定期规律的联系对孩子有益，尤其是年幼儿童。

当孩子到青少年时期，这一问题将更复杂，因为青少年渐渐地融入同龄人和学校生活，也逐渐确定他们自己对这些事的看法，因此，需要家长随着孩子的慢慢长大而做出相应的变化。

（三）父母应做出最大努力来给予孩子情感上的支持

儿童或青少年在面对生活应激事件时，有时表现为悲伤、少语，可能大多数时间看起来焦虑、愤怒或易激惹。父母应当努力接纳孩子的感情，给孩子机会用合适的方式来表达他们的感情。一种方法是给年幼的孩子"五分钟"，在这段特定的时间里，父母仅仅听孩子想要说的，不要建议、评价好与坏，对与错。许多父母发现这是一种有用的方法去和孩子保持情感上的交流，父母也可以去寻找创造这样的机会来让孩子畅所欲言。

九、继父母家庭

一个陌生人进入孩子的生活中既带来挑战又给予了机遇。即便是在最好的环境下，在一起生活的过程中，大人和孩子必须做出许多新的调整，以适应环境的变化，这可能引发许多压力。首先，所有的孩子在和新的成人住一起时都会遇到真实的困境（例如，如果我对继父/母好，爸爸/妈妈会不会受伤害或不高兴）。这时，孩子习惯地过多依赖亲生爸爸或妈妈，下意识地阻止或排除自己与继父母建立关系。父母应该理解并接纳孩子的感情，让孩子有机会用合适的方式来表达他们的感情，给孩子时间来慢慢接受现实情况，在和孩子的生活中，慢慢调整孩子的想法，并努力为孩子营造一个健康的家庭氛围。

十、祖父母的作用

祖父母的作用依据孩子父母状况的不同而有很大的差异。祖父母在孩子的生活中占据着什么地位也很重要，孩子的父母和祖父母就各自的地位达成一致又是一项困难的事情。在中国，随着外出务工的人潮越来越大，大部分孩子交给其祖父母来抚养。此时，祖父母实际扮演着父母的角色，孩子的衣食住行，上学放学的接送，孩子生病时带孩子去医院等。这时，祖父母在孩子的成长中发挥着核心作用。或者孩子父母白天双双上班，孩子交由祖父母照顾，类似于家庭的"全职保姆"，他们的角色也成为家庭生活中至为重要的一环。

随着社会的发展，越来越多的年青一代父母觉得老一辈抚育孩子的经验早已过时，两代人经常在照顾孩子上发生难以避免的冲突，这时双方需静下来慢慢沟通，彼此找到对方经验中的可用之处，这样才能做好自己的"本分工作"，尽到自己的责任，为孩子提供足够的资源和健康成长的环境。

附录　儿童心理障碍自查量表

儿童精神心理科常用筛查量表，量表评估可用于常见心理问题筛查，不能代替医生诊断。

Conners 父母用问卷

请仔细阅读下列条目，根据您的孩子过去6个月的行为，在条目后相应的数字上打勾。为了得到充分的信息，请务必回答每一道题目（无=1，稍有=2，相当多=3，很多=4）。

1. 某种小动作（咬指甲、吸手指拉头发、拉衣服上的布毛）	1	2	3	4
2. 对大人粗鲁无礼	1	2	3	4
3. 在交朋友或保持友谊上存在问题	1	2	3	4
4. 易兴奋、易冲动	1	2	3	4
5. 爱指手画脚	1	2	3	4
6. 吸吮或咬嚼（拇指、衣服、毯子）	1	2	3	4
7. 容易或经常哭叫	1	2	3	4
8. 脾气很大	1	2	3	4
9. 白日梦	1	2	3	4
10. 学习困难	1	2	3	4
11. 扭动不安	1	2	3	4
12. 惧怕（新环境、陌生人、陌生地方、上学）	1	2	3	4
13. 坐立不安、经常"忙碌"	1	2	3	4
14. 破坏性	1	2	3	4
15. 撒谎或捏造情节	1	2	3	4
16. 怕羞	1	2	3	4
17. 造成的麻烦比同龄孩子多	1	2	3	4
18. 说话与同龄儿童不同（像婴儿、口吃、别人不易听懂）	1	2	3	4
19. 抵赖错误或归罪他人	1	2	3	4

续表

20. 好争吵	1	2	3	4
21. 噘嘴和生气	1	2	3	4
22. 偷窃	1	2	3	4
23. 不服从或勉强服从	1	2	3	4
24. 忧虑比别人多（忧虑孤独、疾病、死亡）	1	2	3	4
25. 做事有始无终	1	2	3	4
26. 感情易受损害	1	2	3	4
27. 欺凌别人	1	2	3	4
28. 不能停止重复性活动	1	2	3	4
29. 残忍	1	2	3	4
30. 稚气或不成熟（自己会的事要人帮忙、依缠别人、常需别人鼓励、支持）	1	2	3	4
31. 容易分心或注意力不集中	1	2	3	4
32. 头痛	1	2	3	4
33. 情绪变化迅速剧烈	1	2	3	4
34. 不喜欢或不遵从纪律或约束	1	2	3	4
35. 经常打架	1	2	3	4
36. 与兄弟姊妹不能很好相处	1	2	3	4
37. 在努力中容易泄气	1	2	3	4
38. 妨害其他儿童	1	2	3	4
39. 基本上是一个不愉快的小孩	1	2	3	4
40. 有饮食问题（食欲不佳、进食中常跑开）	1	2	3	4
41. 胃痛	1	2	3	4
42. 有睡眠问题（不能入睡、早醒或夜间起床）	1	2	3	4
43. 其他疼痛	1	2	3	4
44. 呕吐或恶心	1	2	3	4
45. 感到在家庭圈子中被欺骗	1	2	3	4
46. 自夸或吹牛	1	2	3	4
47. 让自己受别人欺骗	1	2	3	4
48. 有大便问题（腹泻、排便不规则、便秘）	1	2	3	4

采用四级评分法（1、2、3、4）。可归纳为六个因子，因子分高于1.5提示异常。

注：因子Ⅰ（品行问题）包括项目：2、8、14、19、20、21、22、23、27、33、34、39。

因子Ⅱ（学习问题）包括项目：10、25、31、37。

因子Ⅲ（心身障碍）包括项目：32、41、43、44、48。

因子Ⅳ（冲动-多动）包括项目：4、5、11、13。

因子Ⅴ（焦虑）包括项目：12、16、24、47。

多动指数包括项目：4、7、11、13、14、25、31、33、37、38。

Rutter 儿童行为问卷（父母）

请仔细阅读下列条目，根据您的孩子过去 1 年的表现，在条目后相应的数字上打勾。为了得到充分的信息，请务必回答每一道题目（从来没有 =1，轻微或有时 =2，严重或经常出现 =3）。

1. 头痛	1	2	3
2. 肚子痛或呕吐	1	2	3
3. 支气管哮喘或哮喘发作	1	2	3
4. 尿床或尿裤子	1	2	3
5. 大便在床上或在裤子里	1	2	3
6. 发脾气（伴随叫喊或发怒动作）	1	2	3
7. 到学校就哭或拒绝上学	1	2	3
8. 逃学	1	2	3
9. 非常不安，难于长期静坐	1	2	3
10. 动作多，乱动，坐立不安	1	2	3
11. 经常破坏自己或别人的东西	1	2	3
12. 经常与别的儿童打架，或争吵	1	2	3
13. 别的孩子不喜欢他	1	2	3
14. 经常烦恼，对许多事都心烦	1	2	3
15. 经常一个人待着	1	2	3
16. 易激惹或勃然大怒	1	2	3
17. 经常表现出痛苦，不愉快流泪或忧伤	1	2	3
18. 面部或肢体抽动和作态	1	2	3
19. 经常吸吮拇指甲或手指	1	2	3
20. 经常咬指甲或手指	1	2	3
21. 经常不听管教	1	2	3
22. 做事拿不定主意	1	2	3
23. 害怕新事物和新环境	1	2	3
24. 神经质或过分特殊	1	2	3
25. 时常说谎	1	2	3

续表

26. 欺负别的孩子	1	2	3
27. 有口吃（说话结巴）	1	2	3
28. 有言语困难，而不是口吃（如表达自己转述别人的话有困难）	1	2	3
29. 是否偷过东西	1	2	3
30. 是否有进食的不正常	1	2	3
31. 是否有睡眠困难	1	2	3

各项目均为3级评分。对每个项目，被试根据自己的实际情况答是或否。

（一）不同行为得分比较

1. 违纪行为分：（将项目11、21、25、26、29得分相加）

2. 神经症行为分：（将项目2、7、14、23、31得分相加）

3. 维度分：当违纪行为分大于神经症行为分时，考虑为违纪行为型；当神经症行为分大于违纪行为分时，考虑为神经症行为型；两者分数相等时，为混合型。

A行为（Antisocial Behavior），即违纪行为或反社会行为，包括经常破坏自己和别人的东西、不听管教、时常说谎、欺负别的孩子、偷东西等。

N行为（Neurotic Behavior），即神经症行为，包括肚子疼和呕吐、经常烦恼、害怕新事物和新环境、到学校就哭或拒绝上学、睡眠障碍等。

（二）总分：两种行为得分之和。总分大于13分时，可能有行为问题。

孤独症行为评定量表（ABC 量表）

（注：填报人为患儿父母或与患儿共同生活达两周以上的人）

　　本量表共列出患儿的感觉、行为、情绪、语言等方面异常表现的57个项目，请在每项做"是"与"否"的判断，判断"是"就在每项标示的分数打"√"符号，判断"否"不打号，请不要漏掉任何一项（注：感觉能力（S）、交往能力（R）、运动能力（B）、语言能力（L）和自我照顾能力（S））。

项　　目	评分				
	S	R	B	L	S
1.喜欢长时间的自身旋转					4
2.学会做一件简单的事，但是很快就"忘记"					2
3.经常没有接触环境或进行交往的要求	4				
4.往往不能接受简单的指令（如坐下、来这儿等）				1	
5.不会玩玩具等（如没完没了地转动或乱扔、揉等）			2		
6.视觉辨别能力差（如对一种物体的特征——大小、颜色或位置等的辨别能力差）	2				
7.无交往性微笑（无社交性微笑，即不会与人点头、招呼、微笑）		2			
8.代词运用的颠倒或混乱（如反"你"说成"我"等）				3	
9.长时间的总拿着某件东西			3		
10.似乎不在听人说话，以致怀疑他／她有听力问题	3				
11.说话无抑扬顿挫、无节奏				4	
12.长时间的摇摆身体			4		
13.要去拿什么东西，但又不是身体所能达到的地方（即对自身与物体距离估计不足）		2			
14.对环境和日常生活规律的改变产生强烈反应					3
15.当他和其他人在一起时，对呼唤他的名字无反应			2		
16.经常做出前冲、脚尖行走、手指轻掐轻弹等动作			4		
17.对其他人的面部表情或情感没有反应		3			
18.说话时很少用"是"或"我"等词				2	
19.有某一方面的特殊能力，似乎与智力低下不相符合					4
20.不能执行简单的含有介词的指令（如把球放在盒子上或把球放在盒子里）				1	
21.有时对很大的声音不产生吃惊的反应（可能让人想到儿童是聋子）	3				
22.经常拍打手			4		

续表

项　目	评分				
	S	R	B	L	S
23. 发大脾气或经常发点脾气					3
24. 主动回避与别人进行眼光接触		4			
25. 拒绝别人接触或拥抱		4			
26. 有时对很痛苦的刺激（如摔伤、割破或注射）不引起反应	3				
27. 身体表现很僵硬很难抱住（如打挺）		3			
28. 当抱着他时，感到他肌肉松弛（即他不紧贴着抱他的人）		2			
29. 以姿势、手势表示所渴望得到的东西（而不倾向用语言表示）				2	
30. 常用脚尖走路			2		
31. 用咬人、撞人、踢人等来伤害他人					2
32. 不断地重复短句				3	
33. 游戏时不模仿其他儿童		3			
34. 当强光直接照射眼睛时常常不眨眼	1				
35. 以撞头、咬手等行为来自伤			2		
36. 想要什么东西不能等待（一想要什么就马上要得到什么）					2
37. 不能指出 5 个以上物体的名称				1	
38. 不能发展任何友谊（不会和小朋友来往交朋友）		4			
39. 有许多声音的时候常常盖着耳朵	4				
40. 经常旋转碰撞物体			4		
41. 在训练控制大小便方面有困难（不会控制住小便）					1
42. 一天只能提出 5 个以内的要求				2	
43. 经常受到惊吓或非常焦虑、不安		3			
44. 在正常光线下斜眼、闭眼、皱眉	3				
45. 不是经常帮助的话，不会自己给自己穿衣					1
46. 一遍一遍重复一些声音或词				3	
47. 瞪着眼看人，好像要"看穿"似的		4			
48. 重复别人的问话和回答				4	
49. 经常不能意识所处的环境，并且可能对危险情况不在意					2
50. 特别喜欢摆弄着迷于单调的东西或游戏、活动等（如来回的走或跑、没完没了地蹦、跳、拍敲）					4
51. 对周围东西喜欢触摸、嗅和／或尝			3		
52. 对生人常无视觉反应（对来人不看）	3				
53. 纠缠在一些复杂的仪式行为上，就像缠在魔圈子内（如走路一定要走一定的路线，饭前或睡前或干什么以前一定要把什么东西摆在什么样地方或做什么动作，否则就不吃，不睡等）			4		
54. 经常毁坏东西（如玩具、家里的一切用具很快就弄破了）			2		
55. 在二岁半以前就发现该儿童发育延迟					1

续表

项　目	评分				
	S	R	B	L	S
56. 在日常生活中至今仅会用15个但又不超过30个短句来进行交往				3	
57. 长期凝视一个地方（呆呆地看一处）	4				
小计分数					
总分：S+R+B+L+S					
该儿童还有什么其他问题请详述：					

　　ABC量表为家长评定量表，共57个项目4级评分，53分疑诊，67分确诊。

PHQ-9抑郁症筛查量表

请根据您最近2周的情况，评价下列条目出现的频率，并将各条目频率对应的数字相加得出总分。如果距离您上次完成此问卷的时间少于2周，则根据该段时间的情况作答（没有=0，有几天=1，一半以上时间=2，几乎每天=3）。

项目	0	1	2	3
1.做什么事都没兴趣，没意思				
2.感到心情低落，抑郁，没希望				
3.入睡困难，总是醒着，或睡得太多				
4.常感到很疲倦，没劲				
5.胃口不好，或吃得太多				
6.自己对自己不满，觉得自己是个失败者，或让家人丢脸了				
7.无法集中精力，即便是读报纸或看电视时，记忆力下降				
8.行动或说话缓慢到引起人们的注意，或刚好相反，坐卧不安，烦躁易怒，到处走动				
9.有不如一死了之的念头，或想怎样伤害自己一下				
总分：				

如果发现自己有如上症状，并影响到家庭生活、工作、人际关系的程度是：

没有困难＿＿＿，有一些困难＿＿＿，很多困难＿＿＿，非常困难＿＿＿

总分分类：

0~4　没有抑郁症　　　（注意自我保重）；

5~9　可能有轻微抑郁症（建议咨询心理医生或心理医学工作者）；

10~14 可能有中度抑郁症　（最好咨询心理医生或心理医学工作者）；

15~19 可能有中重度抑郁症（建议咨询心理医生或精神科医生）；

20~27 可能有重度抑郁症　（一定要看心理医生或精神科医生）。

儿童社交焦虑量表

小朋友，请你仔细阅读下列问题，并根据自身实际情况在相应的数字上打勾，答案没有对错之分，请尽量诚实作答（从不是这样=1，有时这样=2，一直这样=3）。

1. 我害怕在别的孩子面前做没做过的事情	1	2	3
2. 我担心被人取笑	1	2	3
3. 我周围都是我不认识的小朋友时，我觉得害羞	1	2	3
4. 我和小伙伴一起时很少说话	1	2	3
5. 我担心其他孩子会怎样看待我	1	2	3
6. 我觉得小朋友们取笑我	1	2	3
7. 我和陌生的小朋友说话时感到紧张	1	2	3
8. 我担心其他孩子会怎样说我	1	2	3
9. 我只同我很熟悉的小朋友说话	1	2	3
10. 我担心别的小朋友会不喜欢我	1	2	3

条目使用3（1～3分）级评分制，分数越高焦虑程度越重。

本量表包含两个大因子：

一、害怕否定评价（第1、2、5、6、8及10条）。

二、社交回避及苦恼（第3、4、7及9条）。

儿童行为量表（CBCL）

家长用，适用于4~16岁儿童

请仔细阅读下列条目，根据您的孩子的表现，在条目后相应的数字上打勾。为了得到充分的信息，请务必回答每一道题目。

第一部分：一般项目

儿童姓名：

性别：男□ 女□

年龄：　　岁，出生日期：　年　月　日

年级：　　年级，种族：

父母职业（请填具体，例如车工、鞋店售货员、主妇等）

父亲职业：

母亲职业：

填表者：父□，母□，其他人□

填表日期：　年　月　日

第二部分：社会能力

I

（1）请列出你孩子最爱好的体育运动项目（例如游泳，棒球等）：

　　无爱好□

　　爱好：a.

　　　　　b.

　　　　　c.

（2）与同龄儿童相比，他（她）在这些项目上花去时间多少？

不知道　较少　一般　较多

☐　　☐　　　☐　　☐

（3）与同龄儿童相比，他（她）的运动水平如何？

不知道　较低　一般　较高

☐　　☐　　　☐　　☐

Ⅱ

（1）请列出你孩子在体育运动以外的爱好（例如集邮、看书、弹琴等，不包括看电视）

无爱好☐

爱好：a.

　　　　b.

　　　　c.

（2）与同龄儿童相比，他（她）花在这些爱好上的时间多少？

不知道　较少　一般　较多

☐　　☐　　　☐　　☐

（3）与同龄儿童相比，他（她）的爱好水平如何？

不知道　较低　一般　较高

☐　　☐　　　☐　　☐

Ⅲ

（1）请列出你孩子参加的组织、俱乐部、团队或小组的名称

未参加☐

参加：a.

　　　　b.

　　　　c.

（2）与同龄儿童相比，他（她）在这些组织中的活跃程度如何？

不知道　较差　一般　较高

☐　　☐　　　☐　　☐

Ⅳ

（1）请列出你孩子有无干活或打零工的情况（例如送报、帮人照顾小孩、帮人搞卫生等）

　　没有□

　　有：a.

　　　　b.

　　　　c.

（2）与同龄儿童相比，他（她）工作质量如何？

　　不知道　较差　一般　较好

　　　□　　　□　　　□　　　□

Ⅴ

（1）你孩子有几个要好的朋友？

　　无　1个　2~3个　4个及以上

　　□　　□　　□　　　　□

（2）你孩子与这些朋友每星期大概在一起几次？

　　不到一次　1~2次　3次及以上

　　　□　　　　□　　　　　□

Ⅵ

与同龄孩子相比，你孩子在下列方面表现如何？

　　　　　　　　　　较差　差不多　较好

　　a.与兄弟姊妹相处　□　　□　　□

　　b.与其他儿童相处　□　　□　　□

　　c.对父母的行为　　□　　□　　□

　　d.自己工作和游戏　□　　□　　□

Ⅶ

（1）当前学习成绩（对六岁以上儿童而言）

　　未上学　□

	不及格	中等以下	中等	中等以上
a.阅读课	☐	☐	☐	☐
b.写作课	☐	☐	☐	☐
c.算术课	☐	☐	☐	☐
d.拼音课	☐	☐	☐	☐

其他课（如历史、地理、常识、外语等）

e. ☐　☐　☐　☐

f. ☐　☐　☐　☐

g. ☐　☐　☐　☐

（2）你孩子是否在特殊班级？

不是 ☐

是 ☐，什么性质？

（3）你孩子是否留级？

没有 ☐

留过 ☐，几年级留级质？

留级理由：

（4）你孩子在学校里有无学习或其他问题（不包括上面三个问题）？

没有　☐

有问题 ☐，问题内容：

问题何时开始：

问题是否已解决？

未解决 ☐

已解决 ☐，何时解决：

第三部分：行为问题

Ⅷ

以下是描述你孩子的项目。只根据最近半年内的情况描述。每一项目后面都有三个数字（0，1，2），如孩子明显有或经常有此项表现=2；如孩子偶尔有此项表现=1；如无这项表现=0。

1.行为幼稚与其年龄不符	0	1	2
2.过敏性症状（填具体表现）	0	1	2
3.喜欢争论	0	1	2
4.哮喘病	0	1	2
5.举动向异性	0	1	2
6.随地大便	0	1	2
7.喜欢吹牛或自夸	0	1	2
8.精神不能集中，注意力不能持久	0	1	2
9.老是想某些事情，不能摆脱，强迫观念（说明内容）	0	1	2
10.坐立不安活动过多	0	1	2
11.喜欢缠着大人或过分依赖	0	1	2
12.常说感到寂寞	0	1	2
13.糊里糊涂，如在云里雾里	0	1	2
14.常常哭叫	0	1	2
15.虐待动物	0	1	2
16.虐待、欺侮别人或吝啬	0	1	2
17.好做白日梦或呆想	0	1	2
18.故意伤害自己或企图自杀	0	1	2
19.需要别人经常注意自己	0	1	2
20.破坏自己的东西	0	1	2
21.破坏家里或其他儿童的东西	0	1	2
22.在家不听话	0	1	2
23.在学校不听话	0	1	2
24.不肯好好吃饭	0	1	2
25.不与其他儿童相处	0	1	2
26.有不良行为后不感到内疚	0	1	2
27.易嫉妒	0	1	2
28.好吃不能作为食物的东西（说明内容）	0	1	2
29.除怕上学外，还害怕某些动物、处境或地方（说明内容）	0	1	2
30.怕上学	0	1	2
31.怕自己想坏念头或做坏事	0	1	2
32.觉得自己必须十全十美	0	1	2
33.觉得或抱怨没有人喜欢自己	0	1	2
34.觉得别人存心捉弄自己	0	1	2
35.觉得自己无用或有自卑感	0	1	2
36.身体经常弄伤，容易出事故	0	1	2
37.经常打架	0	1	2
38.常被人戏弄	0	1	2
39.爱和出麻烦的儿童在一起	0	1	2
40.听到某些实际上没有的声音（说明内容）	0	1	2
41.冲动或行为粗鲁	0	1	2
42.喜欢孤独	0	1	2

续表

43.撒谎或欺骗	0	1	2
44.咬指甲	0	1	2
45.神经过敏，容易激动或紧张	0	1	2
46.动作紧张或带有抽动性（说明内容）	0	1	2
47.做噩梦	0	1	2
48.不被其他儿童喜欢	0	1	2
49.便秘	0	1	2
50.过度恐惧或担心	0	1	2
51.感到头昏	0	1	2
52.过分内疚	0	1	2
53.吃得过多	0	1	2
54.过分疲劳	0	1	2
55.身体过重	0	1	2
56.找不到原因的躯体症状：	0	1	2
a.疼痛	0	1	2
b.头痛	0	1	2
c.恶心想吐	0	1	2
d.眼睛有问题（说明内容。译注：不包括近视及器质性眼病）	0	1	2
e.发疹或其他皮肤病	0	1	2
f.腹部疼痛或绞痛	0	1	2
g.呕吐	0	1	2
h.其他（说明内容）	0	1	2
57.对别人身体进行攻击	0	1	2
58.挖鼻孔、皮肤或身体其他部分（说明内容）	0	1	2
59.公开玩弄自己的生殖器	0	1	2
60.过多地玩弄自己的生殖器	0	1	2
61.功课差	0	1	2
62.动作不灵活	0	1	2
63.喜欢和年龄较大的儿童在一起	0	1	2
64.喜欢和年龄较小的儿童在一起	0	1	2
65.不肯说话	0	1	2
66.不断重复某些动作，强迫行为（说明内容）	0	1	2
67.离家出走	0	1	2
68.经常尖叫	0	1	2
69.守口如瓶，有事不说出来	0	1	2
70.看到某些实际上没有的东西（说明内容）	0	1	2
71.感到不自然或容易发窘	0	1	2
72.玩火（包括玩火柴或打火机）	0	1	2
73.性方面的问题（说明内容）	0	1	2
74.夸耀自己或胡闹	0	1	2
75.害羞或胆小	0	1	2
76.比大多数孩子睡得少	0	1	2

续表

77.比大多数孩子睡得多（说明多多少。译注：不包括赖床）	0	1	2
78.玩弄粪便	0	1	2
79.言语问题（说明内容。译注：例如口吃不清）	0	1	2
80.茫然凝视	0	1	2
81.在家偷东西	0	1	2
82.在外偷东西	0	1	2
83.收藏自己不需要的东西（说明内容。译注：不包括集邮等爱好）	0	1	2
84.怪异行为（说明内容。译注：不包括其他条已提及者）	0	1	2
85.怪异想法（说明内容。译注：不包括其他条已提及者）	0	1	2
86.固执、绷着脸或容易激怒	0	1	2
87.情绪突然变化	0	1	2
88.常常生气	0	1	2
89.多疑	0	1	2
90.咒骂或讲粗话	0	1	2
91.声言要自杀	0	1	2
92.说梦话或有梦游（说明内容）	0	1	2
93.话太多	0	1	2
94.常戏弄他人	0	1	2
95.乱发脾气或脾气暴躁	0	1	2
96.对性的问题想得太多	0	1	2
97.威胁他人	0	1	2
98.吮吸大拇指	0	1	2
99.过分要求整齐清洁	0	1	2
100.睡眠不好（说明内容）	0	1	2
101.逃学	0	1	2
102.不够活跃，动作迟钝或精力不足	0	1	2
103.闷闷不乐，悲伤或抑郁	0	1	2
104.说话声音特别大	0	1	2
105.喝酒或使用药成瘾（说明内容）	0	1	2
106.损坏公物	0	1	2
107.白天遗尿	0	1	2
108.夜间遗尿	0	1	2
109.爱哭诉	0	1	2
110.希望成为异性	0	1	2
111.孤独、不合群	0	1	2
112.忧虑重重	0	1	2
113.请写出你孩子存在的但上面未提及的其他问题：	0	1	2

一、请检查一下是否每条都已填好

二、请在你最关心的条目下划线

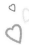

各因子对应的项目条目

男性

1.分裂样（9）：11、29、30、40、47、50、59、70、75。

2.抑郁（17）：12、14、18、31、32、33、34、31、45、50、52、71、88、89、31、103、112。

3.交往不良（8）：13、65、69、71、75、80、86、103。

4.强迫性（16）：9、13、17、46、47、50、54、66、76、80、88、84、85、92、93、100。

5.体诉（9）：49、51、54、56a、56b、56c、56f、56g、77。

6.社交退缩（8）：25、34、38、42、48、64、109、111。

7.多动（11）：1、8、10、13、17、20、41、61、62、64、79。

8.攻击性（23）：17、16、19、22、23、25、27、37、43、48、57、68、74、86、87、88、90、93、94、95、97、104。

9.违纪（12）：20、21、23、39、43、67、72、81、82、90、101、106。

女性

1.抑郁（18）：11、12、30、31、32、33、34、35、38、45、50、52、71、75、88、103、111、112。

2.社交退缩（11）：13、42、65、69、75、80、87、88、102、103、111

3.体诉（14）：2、4、7、51、54、56a ~ g、77、92。

4.分裂强迫（11）：9、18、40、66、67、10、76、84、85、91、100。

5.多动（14）：1、8、10、13、17、23、38、41、48、61、62、64、79、80。

6.性问题（6）：52、60、63、73、93、96。

7.违纪（6）：39、43、67、81、83、90。

8.攻击性（25）：3、7、14、16、19、21、22、23、25、27、33、37、41、48、68、74、86、87、88、93、94、95、97、104、109。

9.残忍（7）：5、15、16、20、21、37、57。

艾森克人格问卷 – 儿童（EPQ_C）（7 ~ 15 岁）

指导语：以下这些问题要求你按自己的实际情况回答，不要去猜测哪个才是正确的答案。因为这里不存在正确或错误的答案，也没有捉弄人的问题。将问题的意思看懂了就尽快回答，不要花很多时间去想。

题目内容	是	否
1.你喜欢周围有许多使你高兴的事情吗？	1	2
2.你爱生气吗？	1	2
3.你喜欢伤害你喜欢的人吗？	1	2
4.你贪图过别人的便宜吗？	1	2
5.与别人交谈时，你几乎总是很快地回答别人的问题吗？	1	2
6.你很容易感到厌烦吗？	1	2
7.有时你喜欢开一些的确使人伤心的玩笑吗？	1	2
8.你总是立即按别人的吩咐去做吗？	1	2
9.你宁愿单独一人而不愿和其他小朋友在一道玩吗？	1	2
10.有很多念头占据你的头脑使你不能入睡吗？	1	2
11.你在学校曾违反过规章吗？	1	2
12.你喜欢其他小朋友怕你吗？	1	2
13.你很活泼吗？	1	2
14.有许多事情使你烦恼吗？	1	2
15.在上生物课时你喜欢杀动物吗？	1	2
16.你曾拿过别人的东西（甚至一个大头针、一粒纽扣）吗？	1	2
17.你有许多朋友吗？	1	2
18.你无缘无故地觉得"真是难受"吗？	1	2
19.有时你喜欢逗弄动物吗？	1	2
20.别人叫你时，你有过装作没听见的事吗？	1	2
21.你喜欢在古老的闹鬼的岩洞中探险吗？	1	2
22.你常感觉生活非常无味吗？	1	2
23.你比大多数小孩更爱吵嘴打架吗？	1	2
24.你总是完成家庭作业后才去玩耍吗？	1	2
25.你喜欢做一些动作要快的事情吗？	1	2

续表

题目内容	是	否
26.你担心会发生一些可怕的事情吗？	1	2
27.当听到别的孩子骂怪话，你制止他们吗？	1	2
28.你能使一个晚会顺利开下去吗？	1	2
29.当人们发现你的错误或你工作中的缺点时，你容易伤心吗？	1	2
30.看到一只刚辗死的小狗你会难过吗？	1	2
31.当你粗鲁失礼时总要向别人道歉吗？	1	2
32.是不是有人认为你做了对不起他们的事，他们一直想报复你吗？	1	2
33.你认为滑雪好玩吗？	1	2
34.你常无缘无故觉得疲乏吗？	1	2
35.你很喜欢取笑其他小朋友吗？	1	2
36.成人谈话时，你总是保持安静吗？	1	2
37.交新朋友时，通常是你采取主动吗？	1	2
38.你为某些事情发脾气吗？	1	2
39.你常打架吗？	1	2
40.你说过别人的坏话或下流话吗？	1	2
41.你喜欢给你的朋友讲笑话或滑稽故事吗？	1	2
42.你有一阵阵头晕的感觉吗？	1	2
43.在学校里，你比大多数儿童更易受罚吗？	1	2
44.通常你会拾起别人扔在教室地板上的废纸和垃圾吗？	1	2
45.你有许多课余爱好和娱乐吗？	1	2
46.你的感情很脆弱吗？	1	2
47.你喜欢捉弄别人吗？	1	2
48.你总要在饭前洗手吗？	1	2
49.在文娱活动中，你宁愿坐着看而不愿亲自参加吗？	1	2
50.你常常感到厌倦吗？	1	2
51.有时看到一伙人取笑或欺侮一个小孩时你感到很好玩吗？	1	2
52.课堂上你常保持安静，甚至老师不在教室也如此吗？	1	2
53.你喜欢干点吓唬人的事吗？	1	2
54.你有时不安，以致不能在椅子上静静地坐一会吗？	1	2
55.你愿意单独上月球去吗？	1	2
56.开会时别人唱歌，你也总是一道唱吗？	1	2
57.你喜欢与别的小孩合群吗？	1	2
58.你做许多噩梦吗？	1	2
59.你的父母对你非常严厉吗？	1	2

续表

题目内容	是	否
60.你喜欢不告诉任何人独自离家到外面去漫游吗？	1	2
61.你喜欢跳降落伞吗？	1	2
62.你如果觉得自己干了件蠢事，你后悔很久吗？	1	2
63.吃饭时摆在桌上的食物，你常常样样都吃吗？	1	2
64.在热闹的晚会上，你能主动参加并尽情玩耍吗？	1	2
65.有时你觉得不值得活下去吗？	1	2
66.你会为落入猎人陷阱的动物而难过吗？	1	2
67.你有不尊重父母的行为吗？	1	2
68.你常常突然下决心要干很多事情吗？	1	2
69.做作业时，你思想开小差吗？	1	2
70.当别人孩子对你吼叫时，你也用吼叫来回报他们吗？	1	2
71.你喜欢潜水或跳水吗？	1	2
72.夜间你因为一些事情苦恼而有过失眠吗？	1	2
73.你在学校或图书馆的书上乱写乱画吗？	1	2
74.你在家中经常感到苦恼吗？	1	2
75.别人认为你很活泼吗？	1	2
76.你常觉得很孤单吗？	1	2
77.你对别人的东西总是特别小心爱护吗？	1	2
78.你总是将自己的全部糖果分给别人吃吗？	1	2
79.你很喜欢外出玩耍吗？	1	2
80.你在游戏中有过弄虚作假吗？	1	2
81.有时你无缘无故感到特别高兴，而有时又无缘无故感到特别悲伤吗？	1	2
82.找不到废纸筐时你把废纸扔在地上吗？	1	2
83.你经常感到幸福和愉快吗？	1	2
84.你做事情往往不先想一想吗？	1	2
85.你认为自己是一个无忧无虑的人吗？	1	2
86.你常需要热心的朋友与你在一起使你高兴吗？	1	2
87.你曾经损坏或遗失过别人的东西吗？	1	2
88.你喜欢乘坐开得很快的摩托车吗？	1	2

结果解释

根据受测者在各量表上获得的总分（粗分），据常模换算出标准分T分

（T=50+10*（X-M）/SD），便可分析受测者的个性特点。各量表T分在43.3～56.7分之间为中间型，T分在38.5～43.3分或56.7～61.5分之间为倾向型，T分在38.5分以下或61.5分以上为典型。

EPQ少年版常模

	P		E		N		L	
	M	SD	M	SD	M	SD	M	SD
男	4.02	2.75	13.49	3.02	5.98	3.51	12.48	3.35
女	3.08	2.27	12.43	3.45	6.08	3.80	13.52	3.32

EPQ儿童记分卡（题目分类）

P——3、7、12、15、23、-30、32、35、39、43、47、51、53、55、59、60、66（-）、77（-）。

E——1、5、9（-）、13、17、19、21、25、28、33、37、41、45、49（-）、57、61、64、68、71、75、79、83。

N——2、6、10、14、18、22、26、29、34、38、42、46、50、54、58、62、65、69、72、74、76、81。

L——4（-）、8、11（-）、16（-）、20（-）、24、27、31、36、40（-）、44、48、52、56、63、67（-）、70（-）、73（-）、78、80（-）、82（-）、87（-）、85、86、88、84。

（+）为正向记分，即答"是"加一分，答"否"不加分；（-）为反向计分，即答"是"不加分，答"否"加一分

EPQ儿童问卷包括P、E、N和L四个量表，主要调查内外向（E）、情绪的稳定性（N）、精神质（P）三个个性维，L量表是测验受试者的"掩饰"倾向，即不真实的回答。同样也有测量受试者纯朴性的作用。

艾森克人格（EPQ）所测得结果分析如下：

a.外向不稳定型（胆汁质）：积极，乐观，冲动，善交际，兴奋，攻击，好动，暴躁。

b.外向稳定型（多血质）：善社交，开朗，健谈，敏感，逍遥自在，活泼，无忧无虑，有领导能力。

c.内向不稳定型（抑郁质）：寂静，不善社交，保守，悲观，严肃，刻板，焦虑，抑郁。

d.内向稳定型（黏液质）：安静，好脾气，可信赖，能控制，温和，有思想，谨慎，被动。

长处和困难问卷（学生版）

概述： 长处和困难问卷（SDQ）是由美国心理学家Goodman R于1997年根据精神病诊断和统计手册–Ⅳ（DSM–Ⅳ）和精神与行为分类第10版（ICD–10）诊断标准专门设计和编制的，是一个简明的行为筛查问卷。该问卷分家长、老师和学生自评3个版本，分别由家长、老师和学生评定。用于评估儿童、青少年的行为和情绪问题，具有良好的信度和效度。该量表在国内由上海市精神卫生中心杜亚松等进行了修订，并制定了上海常模。

统计方法：

长处和困难问卷包括情绪症状、品行问题、多动、同伴交往问题和亲社会行为5个因子，共25个条目。这5个因子的得分反映了在这几个方面的问题及严重程度。

因子	正常	边缘水平	异常
情绪症状（3，8，13，16，24）	0 ~ 5	6	7 ~ 10
品行问题（5，7，12，18，22）	0 ~ 3	4	5 ~ 10
多动（2，10，15，21，25）	0 ~ 5	6	7 ~ 10
同伴交往问题（6，11，14，19，23）	0 ~ 3	4 ~ 5	6 ~ 10
亲社会行为（1，4，9，17，20）	10 ~ 6	5	4 ~ 0
影响因子	0	1	2或以上
困难总分	0 ~ 15	16 ~ 19	20 ~ 40

*括号内的数字为题目序号

按照题目序号，将得分相加，算出各因子得分；困难总分为5因子得分之和，反映儿童行为问题的总体情况；影响因子由问卷最后一个表格（影响因子）内的得分相加得出。根据得分，对照上表，评估行为问题对儿童的学习、生活、人际关系等功能的影响程度

问卷：

请根据你过去6个月内的经验与事实，回答以下问题。请从题目右边的3

个选项："不符合""有点符合""完全符合"的空格中，勾选出你觉得合适的答案，请不要遗漏任何一题，即使你对某些题目并不是十分确定。

项目	不符合	有点符合	完全符合
1.我尝试对别人友善，我关心别人的感受	0	1	2
2.我不能安定，不能长时间保持安静	0	1	2
3.我经常头痛、肚子痛或身体不舒服	0	1	2
4.我常与他人分享东西（食物、玩具、笔）	0	1	2
5.我觉得非常愤怒及常发脾气	0	1	2
6.我经常独处，我通常自己玩耍	0	1	2
7.我通常按照吩咐做事	2	1	0
8.我经常担忧，心事重重	0	1	2
9.如果有人受伤、难过或不适，我都乐意帮忙	0	1	2
10.我经常坐立不安或感到不耐烦	0	1	2
11.我有一个或几个好朋友	2	1	2
12.我经常与别人争执，我能够使别人依我的想法行事	0	1	2
13.我经常不快乐、心情沉重或流泪	0	1	2
14.一般来说，其他与我年纪相近的人都喜欢我	2	1	0
15.我容易分心，我觉得难以集中精神	0	1	2
16.我在新的环境中会感到紧张，我很容易失去自信	0	1	2
17.我会友善的对待比我小的孩子	0	1	2
18.我常被指责撒谎或不老实	0	1	2
19.其他小孩或青少年常作弄或欺负我	0	1	2
20.我常自愿帮助别人（家人、老师、同学）	0	1	2
21.我做事前会先想清楚	2	1	0
22.我会从家里、学校或别处拿取不属于我的东西	0	1	2
23.我与大人相处比与同辈相处融洽	0	1	2
24.我心中有很多恐惧，我容易受到惊吓	0	1	2
25.我总能把手头上的事情办妥，我的注意力良好	2	1	0

概而言之，你认为自己在以下这些方面是否有困难？

	否	是（有少许困难）	是（有困难）	是（有很大困难）
情绪方面				
注意力方面				
行为方面				
和别人相处方面				

如上题答是，请回答接下来的问题：

这些困难出现了多久？

	少于1个月	1~5个月	6~11个月	1年以上
情绪方面				
注意力方面				
行为方面				
和别人相处方面				

影响因子：

		没有（0）	轻微（1）	非常（2）
这些困难是否困扰着你的孩子、学生或自己				
这些困难是否在下列的日常生活中对你造成干扰	家庭生活			
	与朋友的关系			
	上课学习			
	课外休闲活动			

参考文献

1.约翰·E.斯科瓦尔特，理查德·H.格兰奇.耶鲁育儿宝典［M］.郑毅，李帅星，译.北京：中国社会科学出版社，2003.

2.卫生妇幼保健与社区卫生司.儿童心理保健与咨询［M］.北京：人民卫生出版社，2012.

3.苏林雁.儿童精神医学［M］.长沙：湖南科学技术出版社，2014.

4.郭兰婷.儿童少年精神病学［M］.北京：人民卫生出版社，2009.

5.David R. Shaffer.发展心理学——儿童与青少年［M］.第六版.邹泓，译.北京：中国轻工业出版社，2005.

6.郑毅.儿童少年精神医学进展［M］.北京：中华医学电子音像出版社，2010.

7.陶国泰.儿童青少年精神医学［M］.南京：江苏科学技术出版社，1999.

8.郑毅，胡佩诚.儿童心理保健与咨询［M］.北京：人民卫生出版社，2012.

9.郑毅.儿童青少年强迫症诊疗指南［J］.中华医学信息导报，2017.